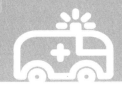

风起于青萍之末
有问有答聊中风

陆征宇　主编

上海科学普及出版社

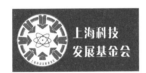

上海科技发展基金会（www.sstdf.org）的宗旨是促进科学技术的繁荣和发展，促进科学技术的普及和推广，促进科技人才的成长和提高，为推动科技进步，提高广大人民群众的科学文化水平作贡献。本书受上海科技发展基金会资助出版。

"上海市科协资助青年科技人才出版科技著作晨光计划"出版说明

"上海市科协资助青年科技人才出版科技著作晨光计划"（以下简称"晨光计划"）由上海市科协、上海科技发展基金会联合主办，上海科学普及出版社有限责任公司协办。"晨光计划"旨在支持和鼓励上海青年科技人才著书立说，加快科学技术研究和传播，促进青年科技人才成长，切实推动建设具有全球影响力的科技创新中心。"晨光计划"专门资助上海青年科技人才出版自然科学领域的优秀首部原创性学术或科普著作，原则上每年资助 10 人，每人资助一种著作 1 500 册的出版费用（每人资助额不超过 10 万元）。申请人经市科协所属学会、协会、研究会，区县科协，园区科协等基层科协，高等院校、科研院所、企业等有关单位推荐，或经本人所在单位同意后直接向上海市科协提出资助申请，申请资料可在上海市科协网站（www.sast.gov.cn）"通知通告"栏下载。

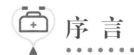 # 序言

　　生命健康，是一件民生大事。医学科普，是一种社会责任。

　　中风是严重威胁国人健康、致残致死的主要元凶之一，给社会和家庭带来了沉重的负担。本书结合发生在身边的真实案例，采用生动有趣的医患对答，通俗易懂的语言，深入浅出地向大众阐述了中风的危险因素、临床表现、急救措施、康复锻炼、家庭护理及中西医防治等医学知识。全书分为"争分夺秒篇——治病求本""防微杜渐篇——未病先防"及"持之以恒篇——既病防变"三大篇章，指引中风患者在康复道路上闯过重重"关卡"，迎来早日回归家庭和社会的曙光。"风起于青萍之末，浪成于微澜之间"，中风的产生并非一朝一夕，应在疾病的源头树立健康理念，提高科学防病的意识和能力，本书强烈呼吁大众重视未病先防、既病防变。

　　为了向大众普及有关中风方面的科学知识，本书在"上海市科协资助青年科技人才出版科技著作晨光计划"的资助下，联合了上海多家三级甲等医院的十余名具有丰富临床工作经验的一线医护人员以及长期从事脑血管病临床和基础研究的专家共同撰写。全书编写历时一载余，经过精心构思、反复修改，顺利完成了编撰工作，并按时出版。

　　本书在付梓之前，承蒙复旦大学附属华山医院董强教授，复旦大学附属中山医院蔡定芳教授，上海中医药大学附属岳阳中西医结合医院沈雁研究员、赵虹主任、汪涛主任，上海中医

药大学附属龙华医院潘露茜主任参编与审校，并提出不少修改意见，同时也得到了上海中医药大学附属岳阳中西医结合医院的鼎力支持，在此，一并表示感谢！希望本书的问世能使广大读者对中风这一危害中老年人健康的疾病有所了解，养成科学的生活习惯，尽早预防中风的发生。本书尚有不尽人意之处，恳请广大读者和专家提出宝贵的意见和建议，以便再版时修正。

陆征宇

2019 年 8 月

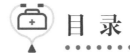

目 录

第二章　　防微杜渐篇

——未病先防　一级预防的相关问答

第三章　持之以恒篇
——既病防变　二级预防和康复方面的相关问答

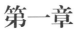

第一章

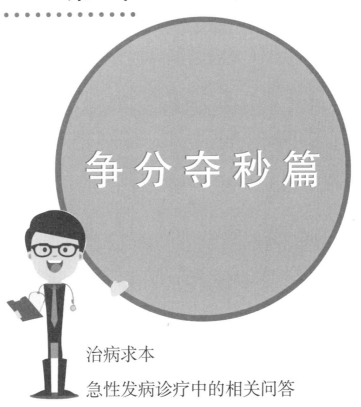

争分夺秒篇

治病求本
急性发病诊疗中的相关问答

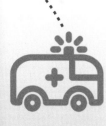

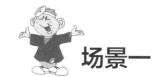

场景一

10 月 29 日的早上 6：30，高大爷（我姓高，今年 61 岁，刚退休，我有"三高"，血糖高、血脂高、血压高，大家都叫我老高）还和往常一样哼着"好日子"，高高兴兴地去公园找老搭档们跳广场舞。

突然高大爷右脚无力摔倒在地，樊大妈（我姓樊，今年 57 岁，平时问题比较多，大家都叫我小樊）立刻冲了过来："老高，你怎么了？"

高大爷："我……我……右腿……怎么没力气了？"

樊大妈："老高，你不会是中风了吧？"

周围的阿姨们听到樊大妈说出"中风"这个敏感词汇都纷纷围了过来，怎么办？怎么办？我们该怎么办？十万个"怎么办"出现在大家的脑海中。

是的，我们该怎么办？

（未完待续）

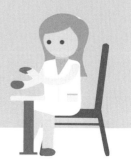

Q　如何初步判断是不是中风了？

大部分的中风可以通过急救挽救生命和降低致残风险，但是需要做到两点：一是要快速判断是否中风；二是尽快送到有急救条件的医院。

那么，应该如何快速地、正确地辨别中风呢？美国宾夕法尼亚大学刘仁玉教授和复旦大学附属闵行医院赵静教授以 FAST（Face drooping 口眼歪斜，Arm weakness 肢体无力，Speech difficulty 语言困难，Time to call 911 快速拨打 911 救护电话）快速识别脑卒中为基础，结合汉语特点，提出了适合中国人群的快速识别中风的宣传口号"中风 120"。

1 看：脸是否对称，口角是否歪斜。如果身边的中老年人在露齿或微笑时，突然出现两侧面部表情不对称，千万不要天真地以为他在卖萌。

2 查：两条胳膊、两条腿是否单侧肢体无力、无法抬起。双臂、双腿抬举 10 秒以上，看看是不是有一侧抬不起来。

0（聆）听：说话是否口齿不清、不流利。让对方重复一句你说的话，看他是否会出现理解困难、复述障碍或者语言含糊不清等情况。

如果上述 3 种情况中有任何一种症状出现，就有可能是中风。这时请不要慌乱，记录下发病的时间，立即拨打 120 或者尽可能快速将患者送往有救治能力的医院急救。

还可以记这个口诀：言语含糊嘴角歪，胳膊不抬医院奔。

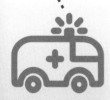

Face
微笑测试

微笑——若脸部两侧不对称或一侧嘴角歪斜，就是异常。

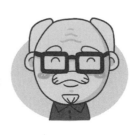

Arms
举手测试

举起双手——若让患者闭眼，双臂平举10秒，有一侧手臂无力并往下掉，就是异常。

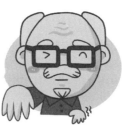

Speech
语言测试

流利对答——问一个问题，言语困难、说不明白或无法说话，就是异常。

Time
发作时间

如果有上述其中一个状况出现，请马上拨打120，争取抢救时间，尽快行溶栓治疗。

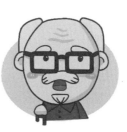

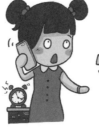

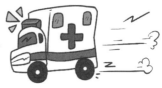

救命4步骤
黄金3小时
切记2件事
发现1异常
快打120

图 1　中风 FAST

Q 怀疑中风后首先应该做什么？

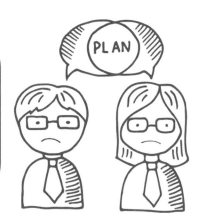

1. 迅速识别中风
2. 立即拨打120急救电话
3. 现场急救处理
4. 把患者送到有脑卒中救助资质的医院
5. 迅速做出正确判断
6. 院内治疗康复

图 2 中风 PLAN

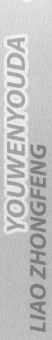

时间就是大脑。突发中风后的 4.5 小时是治疗的"黄金时间"，超过 4.5 小时，随着救治时间的拖延，病死率和致残率就会逐渐上升。一旦发现疑似中风的症状，不要慌乱，立刻拨打 120，并回忆、记录症状出现的时间或最后看起来正常的时间，快速送往有脑卒中救治能力的医院进行治疗，力争避免终生瘫痪、生死离别等悲剧的发生。

"4.5 小时"听起来时间很宽裕，但是能够在 4.5 小时之内被送达医院的患者甚少。导致这种情况的最主要的原因之一是大家不知道什么是中风的表现。很多中风患者即便感觉到自己肢体无力，但其直觉反应就是可能晚上睡觉时肢体受压了或者太疲劳所引起的，休息一会儿会自行恢复，这一等就延误了时机。实际上，睡觉压迫肢体所引起的麻木很少是一侧上肢和下肢同时发生的。

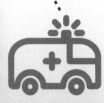

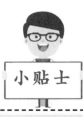

小贴士

中风的预警信号

- 突然剧烈头痛，可伴有喷射状呕吐；
- 单眼或双眼短暂性发黑或视物模糊；
- 复视（视物成双、有叠影）可伴有眩晕；
- 一侧手脚或面部发麻、发木或伴有肢体无力；
- 说话舌头不灵活，说话不清楚，甚至不能说话；
- 口眼歪斜，流口水，饮水呛咳；
- 眩晕，可伴有恶心呕吐，甚至心慌、出冷汗；
- 突然出现意识障碍，跌倒或伴有短暂性神志不清；
- 肢体抽搐，大小便失禁；
- 嗜睡、昏睡甚至昏迷不醒。

　　一旦突然发生以上情况之一，都要高度怀疑可能是中风，家属或旁观者应立即拨打120或者尽可能迅速将患者送往有救治能力的医院急救。

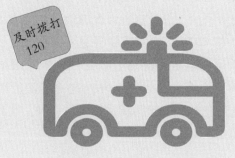

图 3　中风急救

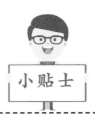

小贴士

立即拨打120，尽快将患者送往有救治能力的医院急救，同时采取以下措施：

- 发现患者突然发病后，首先要保持沉着、冷静，千万别慌张。切勿为了弄醒患者而大声叫喊或猛烈摇动，这样可能会使患者的病情加重。尽量避免和减少剧烈搬动患者。
- 置患者仰卧位；如果患者伴有恶心呕吐，应该将头偏向一侧，以防痰液或呕吐物回吸入气道造成窒息；如果患者口鼻中有呕吐物阻塞应设法抠出，保持呼吸道通畅；患者神志不清醒时，千万不要盲目给患者喂水、喂食。
- 解开患者领口的纽扣、领带，如有假牙也应取出。
- 如果患者是清醒的，要注意安慰患者，缓解其紧张情绪。宜保持镇定，切勿慌乱，不要哭喊或呼唤患者，避免造成患者的心理压力。
- 打电话给急救中心时，必须告知对方家庭或发病现场的详细地址，简单叙述病情，让急救医生做好救护的各项准备工作。
- 不要舍近求远，脑卒中患者早期处理一刻千金，必须分秒必争，不要只顾到有名气的医院而延误抢救时间。

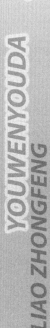

YOUWENYOUDA
LIAO ZHONGFENG

- 在没有医生明确诊断之前，切忌自行给患者服用药物，如阿司匹林、氯吡格雷、华法林等，也包括平时服用的降压药、降糖药等，防止加重病情。
- 切勿轻易相信道听途说的、未经证实的"老专家""老军医"所谓的"救命秘方"。

　　友情提醒：就诊时带上患者的身份证、医保卡及平时服用的药物！

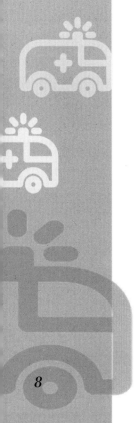

小场景

急 救

拨打 120 电话后，急救中心告知需耐心等待，樊大妈心想：高大爷都"中风"了，再等要出人命的啊，万分着急，当即打电话给自己儿子，让他开车过来送高大爷去医院，然后又通知了高大爷的女儿。

Q 中风后该如何尽快送患者去医院？

应尽可能就近治疗，不主张舍近求远，否则可能因路途远而贻误病情。近距离时，可用担架或平车运送患者，远距离时，可用救护车或者其他交通工具。转送患者时如果从楼上抬下患者，要头部朝上、脚朝下，这样可以减少脑部充血。在送医院途中，家属可双手轻轻固定住患者的头部，避免头部颠簸和剧烈晃动。

对神志不清甚至昏迷、呼吸不规则的危重患者不建议自行前往医院，应尽快拨打 120，请救护人员帮助救治。在整个运送过程中建议家属和患者听从医护人员的安排和建议，医患合作，争分夺秒。

现在有私家车的家庭越来越多，发生急事，还有什么比自己开车更快捷？从抓紧时间送患者到达医院急救的角度，这是可取的。但是曾有这么一个救治病例：患者发病后，家属开车先将他

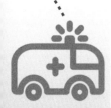

送往一家大型的综合性医院，自以为这样可以万无一失，谁知走进急诊室大门问询后发现，这家医院并没有设立专门急救脑血管病的科室，家属只好开车去另外一家医院，谁知该院也没有设立救治脑血管病的科室……折腾半天，走了不少弯路，才将患者送往某脑卒中救治医院，严重耽搁了时间，导致患者病情救治的延误。不仅如此，万一患者途中出现病情加重，家属该如何处理；或者途中出现交通堵塞，私家车在交通上没有特权，路上也可能耽误时间。所以选择私家车自行前往还是拨打120救护车救治，要根据实际情况具体分析，原则就是争分夺秒，尽快安全地将患者送往有救治能力的医院急救。

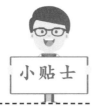

小贴士

搬运患者的正确方法：

一人托住患者头部和肩胛部，使头部不要受震动或过分扭曲，另一人托住患者的背部和臀部，如果还有一人，则要托起患者的腘窝和双腿，三人一起用力，平抬患者移至担架或床上。如果患者从楼上抬下，要头部在上、脚朝下抬，这样可以减轻脑部充血，不要在搬运时把患者扶直坐起，勿抱起患者或背扛起患者。整个搬运过程中动作要轻柔稳健，尽量减少震动或扭伤身体的其他部位。在救护车内，家属可轻轻固定住患者头部或上半身以减轻车辆行驶中的震动，不要让患者随意坐起或站立。

中风出现偏瘫的患者，发病时容易摔倒引起骨折，如果患者同时发生了骨折，在运送的同时要进行骨折部位的固定，避免骨折肢体移位，损伤血管和神经。

小场景

确 诊

上午8：00樊大妈的儿子开车将高大爷送到了医院，直接送进了抢救室，经过医生初步判断考虑高大爷得了"脑卒中"。

Q 什么是脑卒中？和中风、脑梗死是一回事吗？

脑卒中名称很多，如"中风""脑血管意外""脑血管病"等。患者很糊涂，自己究竟患的是什么病呢？其实，这些名称指的都是一类疾病。由于这个病来势较快，病势险恶，变化多端，犹如自然界的风一样"善行而数变"，所以，中医把这类疾病称为"中风"。由于这种疾病的发生是脑血管意外地发生问题，发病突然、难以预料，因此又叫"脑血管意外"。西医则把它称为"脑血管病"，指由各种原因导致的脑血管性疾病的总称，其中较为常见的是脑血管阻塞或破裂，进而引起脑部血液循环障碍及脑组织结构和功能发生损害。脑卒中在我国的发病率非常高，近年来已经成为我国死亡原因的第一位。有统计数据显示，目前我国脑血管病的患病率高达 1 114.8/10 万人，发病率为每年 246.8/10 万人，病死率为每年 114.8/10 万人；从性别比较，各年龄段的脑卒中发病率男性均高于女性；从发病地区进行比较，我国的农村地区脑卒中发病率要高

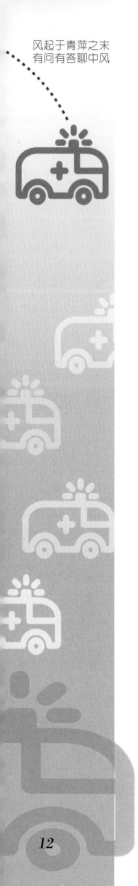

于城市地区，北部和中部地区脑卒中的发病率要高于南部地区。不仅如此，我国脑卒中患者的年龄也越来越年轻化。脑卒中有发病率高、病死率高、致残率高的特点，约有 3/4 的患者会遗留偏瘫、语言障碍等后遗症，生活需要靠他人的帮助、照料护理，这不但给患者自身带来极大的痛苦，也给家庭和社会造成了巨大的压力。由此可见，脑卒中是严重威胁我国居民健康的一种疾病。

有关"中风"的记载始见于我国两千多年前的中医学专著——《黄帝内经》，其中《素问·通评虚实论》"仆击、偏枯……肥贵人则膏粱之疾也"、《素问·生气通天论》"大怒则形气绝，而血菀于上，使人薄厥"、《灵枢·刺节真邪》"虚邪偏客于身半……发为偏枯"等应该是"中风"的最早描述。至东汉时期张仲景的《金匮要略·中风历节病脉证并治》开始有"中风"的病名及其专篇，对中风的病因病机、临床特征、诊断和治疗有了更加深入地论述。

我们的祖先经常把人体的疾病表现与所观察到的自然现象联系起来，用比喻、类比等方法为疾病命名。由于"中风"这类疾病起病急剧，表现多端，变化迅速，与自然界风的特点——起于顷刻之间、骤变于瞬息之时、拂云助浪、变化莫测等有雷同之处，因此命名为"中风"。目前有些医生称此病为"卒中"，也就是说这种疾病有突发性的特点，"卒"是"突然"的意思，"中"则为"得中"。所以，医生诊断的"脑卒中""中风""脑血管意外""脑血管病"等名称指的是同一类疾病。

脑卒中是所有脑血管疾病中的主要临床类型，通常又可分为缺血性脑卒中和出血性脑卒中两大类。打个比方，如果把人类的大脑比作田地，把脑血管比作灌溉田地的沟渠，当沟渠堵塞，田地就会因缺乏灌溉而干旱，田地里的农作物就会因为缺水而死亡，脑血管如果出现这种情况就是缺血性脑卒中，比如常见的脑梗死等；如果沟渠破裂，田地就会被淹没，体现在大脑里就是出血性脑卒中，例如常见的脑出血等。

➤ 缺血性脑卒中

脑梗死又称缺血性脑卒中，是指各种原因所致脑部血液供应障碍，导致局部脑组织缺血、缺氧性坏死而出现相应神经功能缺损的一类临床综合征。脑梗死是脑卒中最常见的类型，占其中的70%～80%。根据病因和发病机制的不同，临床上常见的脑梗死包括脑血栓形成、脑栓塞、腔隙性脑梗死等。

脑血栓形成是脑梗死常见的类型，动脉粥样硬化是本病的根本病因，通常由动脉粥样硬化、动脉炎、药物、血液系统疾病等引起血管壁病变，血管腔狭窄、闭塞，或者形成"血凝块"（血栓）堵塞脑血管，造成局部脑组织因血液供应中断而发生缺血、缺氧性坏死，引起相应的神经系统症状和体征。

脑栓塞是指各种栓子随血流进入颅内动脉使血管腔急性闭塞或严重狭窄，引起脑组织相应供血区发生缺血坏死及功能障碍的一组临床综合征。这些致病的栓子中，来源于心脏疾病的最为常见，比如心房颤动、心脏瓣膜病、心肌梗死、心房黏液瘤、二尖瓣脱垂、先天性心脏病等；其次是骨折或外伤后脂肪栓子入血，细菌感染或寄生虫卵也可以形成脓栓、寄生虫栓，气胸、静脉穿刺可能会形成空气栓塞，恶性肿瘤也可以破坏血管，瘤细胞入血形成癌栓等。

腔隙性脑梗死是指大脑半球或脑干深部的小动脉，在长期高血压、糖尿病等危险因素的基础上，血管壁发生病变，最终管腔闭塞，导致供血动脉脑组织发生缺血性坏死，从而出现神经功能缺损的表现。通常腔隙性脑梗死的病灶很小，直径小于1.5～2.0厘米。

➤ 出血性脑卒中

脑出血系指非外伤性脑实质血管破裂出血。多由高血压、脑淀粉样血管病变、动脉瘤、动静脉畸形、口服抗凝药物或抗血小板聚集药物、血液系统疾病、脑肿瘤等引起。虽然脑出血的发病率低于脑梗死，但是其病死率高于脑梗死，脑出血急性期的病死率可以达到30%～40%。

蛛网膜下腔出血是由于脑表面和脑底部的血管病变而破裂出血，血液直接流入蛛网膜下腔所致。常见原因有动脉瘤、血管畸形、血液病、颅内肿瘤、高血压、吸烟和酗酒等。

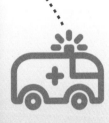

小贴士

"小中风"一定要重视：

有一种小中风，又叫小脑卒中，医学上称为短暂性脑缺血发作，千万不能忽视。

小中风通常发作的时间很短，大约数分钟，一般不超过1小时，之后症状完全消失恢复正常。因为它发作的时间很短，很快就恢复正常了，有人会觉得大概是自己劳累所造成的，休息一下就没事了，所以特别容易被忽略。为什么要告诉大家不能忽视小中风呢？这是因为很多"小中风"是发生"大中风"的强烈预警信号，有相当一部分人最终会发展为脑梗死，而且也容易发生心肌梗死和猝死，因此，一定要特别重视小中风。

小中风有哪些一过性的症状呢？这些症状包括一侧的手脚活动不利、口角歪斜、伸舌偏向一侧、半身麻木不仁或感觉异常、单眼一过性黑矇或失明、眩晕、身体不平衡、看东西叠影等。还有两种特殊的症状，一种是走路的时候突然腿没有力气而跌倒，但是脑子始终是清楚的；另外一种是一过性的记忆丧失，发作的时候会突然间不知道是什么时间，也不知道是在哪个地点，但是说话、写字、计算的能力是正常的，一般遗忘的症状可持续数分钟到数小时，然后完全好转，不遗留记忆损害。这些都是小中风的常见症状，如果出现上述小中风的情况必须尽快去医院就诊。

小场景

辅助检查

医生认真地检查了高大爷的病情后，发现他不但右腿不能动，脸也有点歪，建议立即做头颅 CT 和心电图检查，还要抽血化验，这时樊大妈心生疑惑……

Q 医生已初步考虑患者脑卒中，做头颅 CT 检查后为什么还要查血和心电图？

对疑似脑卒中的患者应进行常规的辅助检查，以便排除类卒中或其他容易混淆的疾病。

所有患者都应做的检查包括颅脑 CT 或 MRI、血糖、电解质、血常规、凝血功能、心电图和心肌损伤标志物等。

部分患者必要时需要的检查包括血液酒精浓度、毒理学筛查、妊娠试验、动脉血气分析、肝功能、肾功能、腰椎穿刺、脑电图、胸部 X 线片或 CT。

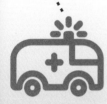

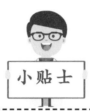

小贴士

疑似"中风",抽血化验指标有什么意义？

化验结果能反映患者血液成分的详细信息，可以为医生判断脑卒中相关的病因提供依据。一旦发现异常，还需要做进一步的检查。

- 血小板计数：血小板的功能与血液凝固有关。血小板计数过高会发生异常凝血，形成血栓的可能性大；血小板计数过低，则会造成出血的风险增加，血小板计数低还是脑梗死溶栓治疗的禁忌证。
- 凝血时间：代表血液凝固所需的时间。这项检查对于正在接受抗凝治疗和有肝病的患者尤其重要。
- 血糖：高血糖的脑卒中患者预后相对较差，而表现

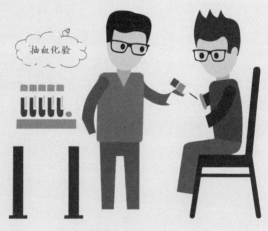

图 4　抽血化验

为类似脑卒中的患者中有少数可能为低血糖所致，因此血糖也是常规检查项目之一。

- 心肌损伤标志物：用于排除脑卒中患者是否合并心脏疾病的发生，比如是否同时伴有心肌梗死、心功能不全等。

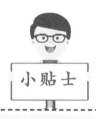

小贴士

疑似"中风"，为什么做心电图检查？

心电图与心肌损伤标志物是急诊必需的检查项目之一。有些心脏疾病，如心肌梗死、严重心律失常、心力衰竭，也可能会导致意识不清，起病与脑卒中非常相似，而且心脏一旦出现恶性事件，死亡率极高，因此需要首先排除心脏原因。

疑似"中风"，需要提供给医生哪些病史？

医生要了解患者详细的发病过程，主要包括本次发病的具体时间及临床症状，既往有没有高血压、糖尿病、心脏病等病史，近期有没有做过手术，有无外伤，是否有药物和食物过敏，平时是否吸烟、饮酒等情况。

Q 哪些疾病看起来像"中风",但事实上并不是呢?

➤ 脑肿瘤

脑肿瘤的典型表现为缓慢进展性神经损害,但 5% 的颅内肿瘤可以表现为脑卒中样发作。急性神经缺损症状可以由于出血,也可以因为血管源性水肿压迫、梗阻性脑积水以及 Todd's 麻痹导致。早期出现占位效应提示肿瘤,大血管梗塞常常在 24~48 小时进展为脑水肿。

➤ 低血糖

大家知道的低血糖反应可能都是心慌、出冷汗、头晕、乏力等症状,但是有时候低血糖也可以单独表现为局灶性神经功能缺损的症状,就和中风看起来非常相似。引起低血糖最常见的原因是注射胰岛素或服用磺脲类降血糖药,其他的原因包括酒精、Addison's 病和胰岛素瘤等。患者如果表现为每天同样的时间出现局灶性神经功能缺损的症状,这就很可能与降糖药的使用有关。发病的时候测量血糖对诊断非常有帮助。

➤ 癫痫

癫痫发作后的 Todd's 麻痹和脑卒中比较难鉴别,并且占假性脑卒中的 20%。如果患者有反复发作的运动性癫痫,诊断可能轻而易举,但是很多癫痫继发于脑梗死和脑出血,如果单纯地看以前的影像检查,比如头颅 CT 或 MRI,可能容易误诊为脑卒中的复发。大部分 Todd's 瘫痪持续时间较短,但也可以持续 48 小时,强直阵挛性发作可能导致瘫痪的时间较长。此时,脑电图的检查就非常有必要,因为脑电图对癫痫的诊断很有价值。

➤ 头痛

头痛是脑卒中的常见表现之一,有相当一部分的患者在脑卒中发作时表现为头痛。有时候不典型的偏头痛、偏头痛并发症和脑卒中也很难鉴别，包括中风和偏头痛共存、具有偏头痛临床症状的中风、偏头痛诱发的中风等。

➢ 败血症

败血症占假性脑卒中的 12%，因此全面地检查对诊断或排除败血症是很有必要的。通过一些对败血症方面的辅助检查，比如血常规、C 反应蛋白、CT 等，可以发现感染的病灶。炎性标记物、体温升高和血培养更支持败血症的诊断，然而败血症自身也是脑卒中的危险因素，因为细菌性的栓子、感染性的脓栓、严重的败血症引起血液的高凝状态都可能导致脑卒中。败血症和脑卒中同时存在时，两者很难鉴别，此刻就需要依靠医生精湛的医术和丰富的临床经验结合相关的辅助检查了。

➢ 功能性疾病

功能性疾病所表现出的肢体无力、感觉异常等症状和脑卒中的发病也有相似性，但常常由紧张、惊恐、抑郁、焦虑等情绪障碍或精神因素所诱发。诊断功能性疾病时，医生更多会采用排除法，通过辅助检查来排除器质性的疾病，再结合患者的诱因、症状、体征等情况给予诊断。

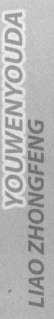

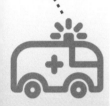

小场景

疑惑

上午8：45高大爷做完了头颅CT、心电图检查及抽血化验，樊大妈拿着报告陪同他一起返回诊室，头颅CT的报告上写着"未见明显异常，请结合临床"，但是医生看了CT片子和报告后却说高大爷应该是脑梗死，樊大妈一脸茫然。奇怪了，这是怎么回事呢？

Q 头颅CT报告正常为什么还诊断为脑梗死？

要了解其原因，首先要知道脑梗死的特点和CT成像的基本原理。当脑血管闭塞后，闭塞脑动脉的供血区域随着时间的推移发生了一系列的病理变化，需从发病时间的角度来介绍一下脑梗死的病理过程：

在发病的1～6小时，医学上称为超早期，此时病变的脑组织变化不明显，可以看到部分血管内皮细胞、神经细胞、胶质细胞的肿胀，线粒体肿胀空化。

发病后的6～24小时，也称为急性期，这个阶段缺血区域的脑组织苍白伴有轻度的肿胀，神经细胞、胶质细胞以及血管内皮细胞出现明显的缺血性改变。

发病后的 24～48 小时，称为坏死期，大量的神经细胞脱失，胶质细胞变性坏死，中性粒细胞、淋巴细胞及巨噬细胞浸润，此时脑组织明显水肿。

发病后的 3 天～3 周，这个过程中病变的脑组织会液化变软，也称为软化期。

脑梗死发病 3～4 周后，通常也称为恢复期，这个阶段可以持续数月至数年，表现为液化坏死的脑组织被格子细胞清除，脑组织萎缩，小的病灶会形成胶质瘢痕，大的病灶则形成中风囊。

在 CT 影像上，脑出血可呈现出高密度影，一旦脑出血后数分钟就可以形成并显示。而脑梗死在 CT 影像上应该呈现为低密度影，只有当脑细胞或脑组织水肿、坏死后才能显示出来。由此可见，在脑梗死发生的最初几个小时内，CT 检查可能无明显变化或查不出脑组织密度的改变，有时甚至在发病后 24 小时仍然无明显改变。但是随着时间的推移，在发病后的 48～72 小时，由于脑细胞、脑组织水肿坏死，可以在 CT 影像上清楚地看到低密度的病变区域，这不是病情加重，而仅仅是疾病发生发展的一个过程。这也就是为什么在脑梗死的早期头颅 CT 会提示无明显异常。

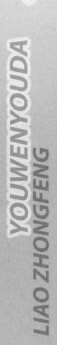

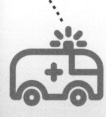

小场景

MRI?

听到这里樊大妈又纳闷了："听说磁共振检查没有辐射，而且比CT看得更清楚，为什么不一开始就直接做头颅的磁共振检查呢？"

Q 是否推荐立即做头颅磁共振（MRI）检查呢？

临床确诊急性脑梗死的方法除了根据患者的发病特点、症状、体征以外，主要依靠影像学检查，其中头颅CT和头颅MRI检查是最为常用的影像学检查手段，这两种检查该如何选择呢？

患者到达医院后通常先接受头颅CT检查，主要是因为头颅CT检查具有扫描速度快、操作简单、方便、价格低廉等特点，并且通过CT检查可以排除脑出血、蛛网膜下腔出血等容易混淆的疾病。虽然在疾病的早期，头颅CT不一定显示出明显的低密度病灶，但是如果发现局部脑实质密度下降、局部脑肿胀、岛叶皮质边界不清等情况，也可以为脑梗死的早期诊断提供依据，便于及时采取治疗措施以减小脑梗死体积。脑梗死病灶在头颅CT上显影的时间主要受脑梗死发病时间、梗死部位、缺血程度及病灶大小等因素影响，虽然随着CT影像学技术的不断进步，其检出率有了明显的提高，但也存在一定的局限性。

MRI 检查可检测出脑梗死患者发病约 30 分钟后的脑内细胞水肿，MRI 可以发现脑梗死组织弥散程度减低，ADC 值降低，在 ADC 图上表现为低信号，DWI 则表现为高信号。在细胞毒性水肿阶段，梗死灶区域水的含量没有增加，只是水分子在细胞内外的分布发生变化，因此，此阶段 T1WI、T2WI、T2flair 上可无阳性发现。在发病 6～24 小时的急性期，神经元细胞坏死、血脑屏障破坏、血管源性水肿出现，T1WI、T2WI、T2flair 可出现明显信号变化。对于怀疑脑梗死的患者，早期行 MRI 检查时不能仅仅进行常规 T1WI、T2WI、T2flair 序列扫描，DWI 序列尤为重要。

在临床医疗中，头颅 CT、头颅 MRI 的应用对脑梗死的诊断具有很好的价值，头颅 MRI 早期检出率及总检出率高于头颅 CT，并且没有 X 线的辐射，而 CT 检测成本较低、操作简单，因此两者联合检测具有更高的临床意义。在头颅 CT 检查未发现明显脑梗死征象，但相关临床症状未能排除脑梗死时，应该及时进行 MRI 检查。但是由于行 MRI 检查所需时间较长，需要患者予以配合，如果烦躁、不能安静地接受检查，则无法完成 MRI 检查。也有部分患者不能耐受 MRI 机器运行时的噪声。此外，有些医院的 MRI 需要排队预约，并不是急诊随时可以检查。因此，对于急诊的脑卒中患者来说 MRI 检查虽然重要，但并不作为首选。

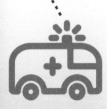

小场景

心电图

这时高大爷的心电图报告也出来了，报告提示"房颤"，医生说："心脏问题引起脑梗死的可能性较大。"大家觉得非常奇怪……

Q 心脏病也会引起脑梗死吗？

高大爷患有房颤，那么什么是房颤呢？房颤又叫心房颤动，是一种十分常见的心律失常。房颤时心房跳动的频率可达 350～600 次 / 分，心跳不仅比正常人的心跳快得多，而且绝对不整齐，有时候心室率可达 100～160 次 / 分，心脏失去有效的收缩功能。

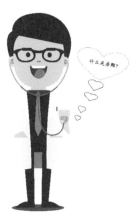

图 5　医答"房颤"

据统计，60 岁以上的人群中，房颤的发生率约为 1%，也就是说 60 岁以上的人群中，大约每 100 人中就有 1 人罹患房颤，并且其发病率随着年龄的增长而增加。

房颤与脑梗死有什么联系呢？由于房颤时，患者的心脏不规则地跳动，快慢不一，心律绝对不整齐，血液在心脏里的流动就会形成涡流变慢，容易产生血栓，血流最慢的位置在左心耳，所以房颤引起的血栓绝大多数在此产生。这些血栓容易随着血液被输送到全身各个地方，如果血栓堵在大脑血管里就会发生脑梗死；堵在心脏自身的动脉，比如冠状动脉，就会发生心肌梗死；如血栓堵在下肢血管，则导致下肢动脉栓塞发生坏疽；如堵在肠系膜动脉，则导致肠系膜动脉栓塞出现腹痛等。由于大脑是血栓比较容易到达的地方，所以脑梗死发生得最多。

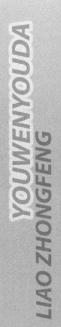

YOUWENYOUDA
LIAO ZHONGFENG

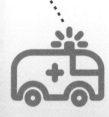

小场景

危险因素

樊大妈听了医生的解答后，点点头，接着问医生，"什么情况下容易中风，会不会和我们今天跳广场舞有关系呢？"

Q 中风的危险因素有哪些？

脑卒中的危险因素是指经过流行病学的研究调查所证实的与脑卒中发生和发展有直接关系的因素。通常脑卒中的危险因素分为两大类：不可干预的危险因素和可干预的危险因素。

不可干预的危险因素 包括年龄、性别、种族、遗传因素、家族史等。这些只是在目前的医学条件下还没有办法干预，但是随着医学的进步，某些因素在未来将有可能变成可干预的危险因素。

可干预的危险因素 包括可被改变和控制的危险因素，例如高血压、吸烟、糖尿病、房颤、血脂异常、饮食因素、肥胖、缺乏运动、酗酒、吸毒、口服避孕药、绝经后激素治疗等；还包括有可能被改变的危险因素，例如代谢综合征、高同型半胱氨酸血症、高凝状态、无症状颈动脉狭窄、其他心脏病、炎症、感染、偏头痛、睡眠呼吸紊乱等。

在脑卒中预防中，大家特别关注的还是可干预的危险因素，因为通过改变和控制这些危险因素，可以有效预防脑卒中，降低脑卒中的发病率和病死率。

目前常见的脑卒中危险因素如下：

➤ **高血压** 无论是缺血性脑卒中还是出血性脑卒中，高血压都是其主要的危险因素。研究证实，脑卒中发病率、病死率上升与血压升高关系密切，在控制其他危险因素后，收缩压每升高 10 毫米汞柱，脑卒中相对发病危险增加 49%，舒张压每升高 5 毫米汞柱，脑卒中相对发病危险增加 46%，所以控制好血压可显著降低脑卒中的发病风险。

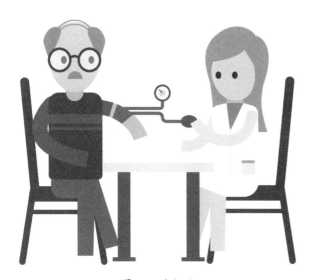

图 6　测血压

➤ **吸烟** 大家都知道吸烟可能会导致肺癌，其实吸烟还是脑卒中的危险因素。这是因为吸烟可以影响全身的血管和血液的生理功能，比如加速血管的硬化，促使血小板聚集，升高血浆纤维蛋白原水平等，尼古丁还可以刺激人体的交感神经，使血管收缩、血压升高。研究显示，吸烟可以使缺血性脑卒中风险增加 1 倍，使蛛网膜下腔出血的风险增加 2～4 倍。所以从预防脑卒中的角度，戒烟是非常有必要的。

➤ **糖尿病** 是脑卒中的又一大独立危险因素，糖尿病可使脑卒中的发病风险增加 1 倍以上，大约有 20% 的糖尿病患者最终将死于脑卒中。所以建议定期监测血糖，不仅仅是空腹血糖，还包括餐后 2 小时血糖，必要时要检测糖化血红蛋白、糖化血浆白蛋白或糖耐量试验。对于有糖尿病的患者应改变生活方式，加强饮食控制，增加体育锻炼，如果经过 2～3 个月的饮食控制和体育锻炼，血糖控制仍然不理想者，就应该口服降血糖的药物或者注射胰岛素进行治疗。对于既有糖尿病又有高血压的患者，除了要把血糖控制在正常范围，也应该严格把血压控制在 140/90 毫米汞柱以下。

➢ **心脏疾病**　在调整其他血管危险因素后，单独房颤可以增加脑卒中的风险 4～5 倍。我国的研究显示，房颤的人群发病率约为 0.77%，男性略高于女性；房颤的脑卒中发生率高达 12.1%，并且以缺血性脑卒中为主，明显比无房颤人群高 2.3%。除了房颤以外，其他心脏疾病如心肌梗死、风湿性二尖瓣病变、扩张性心肌病、卵圆孔未闭、心脏瓣膜修补术后、心导管和血管内治疗、心脏起搏器和射频消融等均可能增加栓塞性脑卒中的发生率。

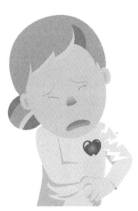

图 7　胸痛

➢ **血脂异常**　胆固醇、甘油三酯等血脂的异常也是发生缺血性脑卒中的危险因素。总胆固醇每升高 1 毫摩尔 / 升，缺血性脑卒中的发生率可增加 25%；甘油三酯每增加 89 毫克 / 分升，缺血性脑卒中的风险可以增加 15%；高密度脂蛋白胆固醇每升高 1 毫摩尔 / 升，缺血性脑卒中发病风险可以减少 47%。对于 40 岁以上的男性和绝经期后的女性建议每年进行血脂检查，脑卒中高危人群则建议每半年定期监测血脂。血脂异常的人首先应该进行治疗性生活方式的改变，通过改变生活方式无效者就应该采用降血脂的药物来治疗。

➢ **饮食和营养**　饮食中的某些营养素与脑卒中的发病也是有相关性的，比如每天增加蔬菜和水果的摄入可以降低脑卒中的危险度；进食鱼肉也可以降低缺血性脑卒中的发病风险；钠的摄入量增加可以使脑卒中的危险性增加，而钾的高摄入量可以使脑卒中的危险性降低。所以推荐每日饮食的种类要多样化，使能量和营养的摄入趋于合理，建议增加水果、蔬菜和低脂奶制品的摄入并减少饱和脂肪的摄入。建议每天食盐的摄入量≤6克，每天钾的摄入量≥4.7克，因为降低钠的摄入量、增加钾的摄入量，有利于血压的控制，从而降低脑卒中的风险。推荐每日总脂肪摄入量小于总热量的30%，饱和脂肪小于10%；每日摄入新鲜蔬菜400～500克、水果100克、肉类50～100克、鱼虾类50克、奶类250克、食用油20～25克；蛋类每周3～4个；少吃糖类和甜食。

➤ **缺乏运动** 体育锻炼可降低脑卒中风险，并且不受性别、年龄的影响。与缺乏运动的人群相比，体力活动能够降低脑卒中或死亡风险27%；与不锻炼的人群相比，中等运动程度能够降低脑卒中风险20%。所以推荐选择适合自己的体力活动来降低脑卒中的发病风险。健康成人每周应有3～4次、每次至少40分钟的中等或中等以上强度的有氧运动，例如快走、慢跑、骑自行车或其他有氧代谢运动等。但是特别要提醒的是，中老年人和高血压患者进行体力活动前建议进行心脏检查，全方位考虑自身的运动能力和限度，个体化制定运动方案。

➤ **超重或肥胖** 超重或肥胖与伴发高血压、心脏病、糖尿病的脑卒中有关。肥胖者缺血性脑卒中发病的相对危险度显著增加。无论男女，脑卒中与腹部体脂量均具有相关性。所以推荐超重或肥胖者可以通过健康的生活方式、良好的饮食习惯、增加体育锻炼等措施减轻体重，以减少脑卒中的风险。

➤ **酗酒** 酒精消耗和全部脑卒中的发病风险呈一种"J"形关系，即轻、中度饮酒对脑卒中可能有保护作用，而过量饮酒则会使脑卒中风险显著升高。大量饮酒可谓是有百害而无一益，过量的酒精可能会导致血压升高、血液高凝状态、脑血流量减少、房颤风险增加、诱发脑梗死和脑出血等。所以，对于饮酒人士不提倡大量饮酒，而对无饮酒习惯者也不提倡用少量饮酒的方式来预防心脑血管的疾病。饮酒者应适度，建议男性每天饮酒的酒精含量不要超过25克，女性不要超过12.5克，也就是男性每天的

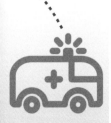

饮酒量为高度白酒不超过 50 毫升、啤酒不超过 640 毫升、葡萄酒不超过 150 毫升；女性每天的饮酒量为高度白酒不超过 25 毫升、啤酒不超过 320 毫升、葡萄酒不超过 75 毫升。

➤ **高同型半胱氨酸血症**　有研究显示血液里同型半胱氨酸含量的升高和动脉粥样硬化性疾病存在联系，可使包括脑卒中在内的动脉粥样硬化性血管病的危险性增加 2～3 倍。如果血浆同型半胱氨酸水平增高，通常可以应用叶酸、维生素 B_6、维生素 B_{12} 进行治疗。所以也推荐非妊娠期、非哺乳期的普通人群通过食用蔬菜、水果、豆类、肉类、鱼类和加工过的强化谷类满足每日建议的摄入量（其中叶酸 400 微克 / 日、维生素 B_6 1.7 毫克 / 日、维生素 B_{12} 2.4 微克 / 日）来降低脑卒中的发生风险。还有一类人群，既有高血压，又同时伴有高同型半胱氨酸血症，称为 H 型高血压。如果高血压遇到高同型半胱氨酸血症，就会出现 1+1 > 2 的效应，大大增加心脑血管疾病的发病率。所以对于 H 型高血压的人群，在治疗高血压的同时建议加用叶酸治疗，可能会减少脑卒中的发生风险。

➤ **其他**　包括代谢综合征、无症状颈动脉狭窄、口服避孕药、绝经后激素治疗、药物滥用、睡眠呼吸紊乱、血液高凝状态、炎症、感染、偏头痛、镰状细胞贫血、血流动力学异常、血黏度增高、纤维蛋白原升高、血小板聚集功能亢进、高脂蛋白血症、高脂蛋白相关的磷脂酶 A_2 升高等，这些都属于脑卒中的危险因素。

小场景

溶栓时间窗

上午 9 : 00 医生打断了樊大妈和他儿子的问题，反问他们："高大爷今天早晨 6 : 30 出现右下肢乏力，到目前为止发病时间大约为 2.5 个小时，小于 4.5 小时，在溶栓治疗的时间窗内，可以考虑溶栓，你们是否接受溶栓治疗？"

当知道了溶栓治疗的利和弊后，樊大妈说不要溶栓了，风险太大，但樊大妈的儿子却说值得冒险，正在两位犹豫不决的时候，高大爷的女儿赶到了诊室，认真了解情况后问医生："是否溶栓治疗后我父亲的手脚就能动了，脑梗死就会恢复了呢？"

大家迷惘而焦急中……

Q 治疗急性脑梗死，有一针见效的药物吗？

一旦发生急性脑梗死，可以选择重组组织型纤溶酶原激活剂（也就是通常所说的 rt-PA）或其他溶栓药物进行静脉溶栓治疗，这是目前世界范围内公认的有效治疗脑梗死的方法之一，但是有一个前提条件，那就是发病时间要在 4.5 小时以内、不能超过 6

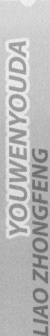

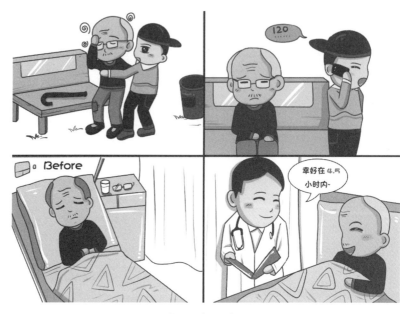

图 8　中风前后

小时。由于许多人没有这方面的意识，导致很多患者都是超过了溶栓的时间窗之后才被送到医院。发病时间超过 4.5 小时，也就错过了溶栓治疗的最佳时间，老百姓口口相传的"活血药物可以疏通血管""一针见效"只是传闻，因为脑细胞在完全缺血、缺氧的状态下仅仅数分钟就会死亡，而且这种神经细胞的死亡是不可逆转的死亡。

Q　溶栓治疗可能有哪些并发症？

国际研究证实了 rt-PA 静脉溶栓治疗急性脑梗死是有效的，但是可能存在一些潜在的并发症，最常见的是脑出血，其他还包括再灌注损伤、脑动脉再闭塞、继发性栓塞、血管神经源性水肿等。

➤ 溶栓后再出血：溶栓治疗后有一部分患者可能会转化为出血，这是溶栓治疗最严重的并发症之一。在溶栓后突发神经功能恶化的患者中，应高度怀疑是否继发出现了脑出血，尤其是在 rt-PA 溶栓治疗的 24 小时内。

➤ 再灌注损伤：脑血流中断后，如果及时采取措施，使血流再建，氧与葡萄糖的供应及时恢复，有望使脑组织的缺血性损伤得到恢复，但在某些条件下，缺血后再灌注将引起比持续缺血更严重的神经损伤，称为缺血再灌注损伤，这也是溶栓治疗的并发症之一，有的患者明明溶栓治疗很成功，也没有转化为出血，但是症状非但没有缓解，反而加重，就要考虑再灌注损伤了。

➤ 动脉再闭塞：虽然 rt-PA 静脉溶栓成功了，但是再通的血管同样还存在再闭塞的可能性。动脉再闭塞是临床上静脉溶栓治疗的又一个潜在的并发症，可能与临床恶化和预后不良有关。

➤ 继发血栓形成：静脉溶栓可以将原来较大的血栓溶解变小，小的血栓随着血流也可能进一步堵塞小的血管，导致继发血栓形成，这也是溶栓之后常见的并发症之一。临床研究显示，大动脉血栓溶解后，有的患者仍有远端血管多发栓塞的症状，特别是心源性脑卒中的患者，尤其需要注意溶栓之后出现脱落的小栓子可能会流向远端动脉，甚至还会堵塞其他脏器的血管。

➤ 血管神经源性水肿：也是脑卒中溶栓治疗的并发症之一。大部分出现血管神经源性水肿的患者临床表现是比较轻微的，而且也是短暂的，在药物治疗完毕后也会随之好转，但也有极少数患者会出现严重的口舌水肿，甚至可能会堵塞气道，危及生命。

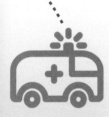

小场景

考虑溶栓

听完了医生有关静脉溶栓风险告知的谈话后，高大爷的女儿忧心忡忡，十分纠结，这时樊大妈又问："非溶栓不可吗？"

Q 如果未接受溶栓治疗，患者该怎么治疗？

静脉溶栓是一种特殊的治疗方法，必须获得患者本人或家属知情同意后才能进行。如果有的患者拒绝了溶栓治疗或者不符合溶栓治疗的适应证，医生会按照非溶栓治疗的方案继续给患者积极治疗。

医生会密切观察患者的呼吸、心跳、体温、血压、神志、肢体活动情况，给予患者吸氧并保证呼吸道的通畅，将患者的血压和血糖控制在合理的范围内，降低颅内压，防治发热和感染、消化道应激性溃疡和出血、水和电解质紊乱、心脏损伤、继发性癫痫、深静脉血栓的形成、肺栓塞等；同时医生会根据患者疾病病因和病情给予抗血小板聚集、抗凝、降纤、调脂和稳定斑块、神经保护、康复等治疗，在某些医院还会给予中草药、针灸、推拿等治疗。

小场景

确定溶栓

　　上午9：15高大爷的女儿思量再三最终决定溶栓治疗，签完了知情同意书后，高大爷的女儿准备给高大爷口服家中带来的阿司匹林，医生看到这一情况，立即制止了该行为。

Q 溶栓治疗前不能服用阿司匹林?

　　为什么在溶栓治疗前不能服用阿司匹林呢？大家来了解一下溶栓的适应证、禁忌证以及相对禁忌证。

➤ 3小时内 rt-PA 静脉溶栓的适应证、禁忌证及相对禁忌证
适应证

- 有缺血性脑卒中导致的神经功能缺损症状；
- 症状出现小于3小时；
- 年龄≥18岁；
- 患者或家属签署知情同意书。

禁忌证

- 颅内出血（包括脑实质出血、脑室内出血、蛛网膜下腔出血、硬膜下血肿或硬膜外血肿等）；
- 既往颅内出血史；

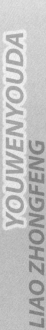

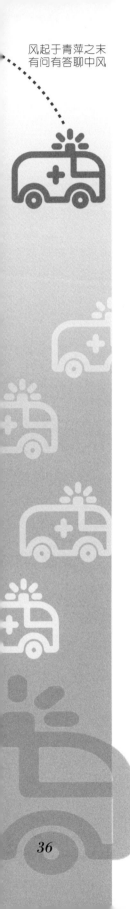

- 近 3 个月有严重头颅外伤史或脑卒中史；
- 颅内肿瘤、巨大颅内动脉瘤；
- 近期（3 个月）有颅内或椎管内手术；
- 近 2 周内有大型外科手术；
- 近 3 周内有胃肠或泌尿系统出血；
- 活动性内脏出血；
- 主动脉弓夹层；
- 近 1 周内有在不易压迫止血部位的动脉穿刺；
- 血压升高：收缩压 ≥ 180 毫米汞柱，或舒张压 ≥ 100 毫米汞柱；
- 急性出血倾向，包括血小板计数低于 100×10^9/ 升或其他情况；
- 24 小时内接受过低分子肝素治疗；
- 口服抗凝剂并且 INR > 1.7 或 PT > 15 秒；
- 48 小时内使用凝血酶抑制剂或 Xa 因子抑制剂，或各种实验室检查异常（如 APTT、INR、PLT、ECT、TT 或 Xa 因子活性测定等）；
- 血糖 < 2.80 毫摩尔 / 升或 > 22.22 毫摩尔 / 升；
- 头 CT 或 MRI 提示大面积梗死（梗死面积 > 1/3 大脑中动脉供血区）。

相对禁忌证

下列情况需谨慎考虑和权衡溶栓的风险与获益（即虽然存在一项或多项相对禁忌证，但并非绝对不能溶栓）：

- 轻型非致残性脑卒中；
- 症状迅速改善的脑卒中；
- 惊厥发作后出现的神经功能损害（与此次脑卒中发生相关）；
- 颅外段颈部动脉夹层；
- 近 2 周内严重外伤（未伤及头颅）；
- 近 3 个月内有心肌梗死史；
- 孕产妇；
- 痴呆；

- 既往疾病遗留较重神经功能残疾；
- 未破裂且未经治疗的动静脉畸形、颅内小动脉瘤（直径 < 10 毫米）；
- 少量脑内微出血（1～10 个）；
- 使用违禁药物；
- 类卒中。

➤ 3～4.5 小时内 rt-PA 静脉溶栓的适应证、禁忌证及相对禁忌证

适应证

- 缺血性脑卒中导致的神经功能缺损；
- 症状持续 3～4.5 小时；
- 年龄 ≥ 18 岁；
- 患者或家属签署知情同意书。

禁忌证

- 颅内出血（包括脑实质出血、脑室内出血、蛛网膜下腔出血、硬膜下血肿或硬膜外血肿等）；
- 既往颅内出血史；
- 近 3 个月有严重头颅外伤史或脑卒中史；
- 颅内肿瘤、巨大颅内动脉瘤；
- 近期（3 个月）有颅内或椎管内手术；
- 近 2 周内有大型外科手术；
- 近 3 周内有胃肠或泌尿系统出血；
- 活动性内脏出血；
- 主动脉弓夹层；
- 近 1 周内有在不易压迫止血部位的动脉穿刺；
- 血压升高：收缩压 ≥ 180 毫米汞柱，或舒张压 ≥ 100 毫米汞柱；
- 急性出血倾向，包括血小板计数低于 100×10^9/ 升或其他情况；
- 24 小时内接受过低分子肝素治疗；
- 口服抗凝剂并且 INR > 1.7 或 PT > 15 秒；
- 48 小时内使用凝血酶抑制剂或 Xa 因子抑制剂，或各种实

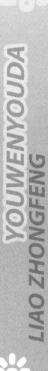

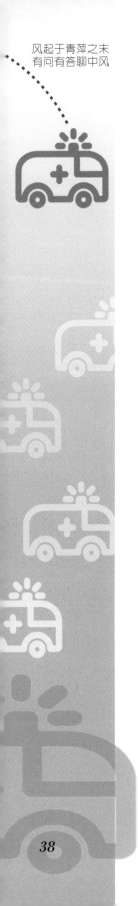

验室检查异常（如 APTT、INR、PLT、ECT、TT 或 Xa 因子活性测定等）；

- 血糖＜ 2.80 毫摩尔 / 升或＞ 22.22 毫摩尔 / 升；
- 头 CT 或 MRI 提示大面积梗死（梗死面积＞ 1/3 大脑中动脉供血区）。

相对禁忌证

下列情况需谨慎考虑和权衡溶栓的风险与获益（即虽然存在一项或多项相对禁忌证，但并非绝对不能溶栓）：

- 轻型非致残性脑卒中；
- 症状迅速改善的脑卒中；
- 惊厥发作后出现的神经功能损害（与此次脑卒中发生相关）；
- 颅外段颈部动脉夹层；
- 近 2 周内严重外伤（未伤及头颅）；
- 近 3 个月内有心肌梗死史；
- 孕产妇；
- 痴呆；
- 既往疾病遗留较重神经功能残疾；
- 未破裂且未经治疗的动静脉畸形、颅内小动脉瘤（直径＜ 10 毫米）；
- 少量脑内微出血（1～10 个）；
- 使用违禁药物；
- 类卒中；
- 使用抗凝药物，INR ≤ 1.7 或 PT ≤ 15 秒；
- 严重脑卒中（NIHSS 评分＞ 25 分）。

注：rt-PA 为重组组织型纤溶酶原激活剂的缩写，INR 为国际标准化比率的缩写，PT 为凝血酶原时间的缩写，APTT 为活化部分凝血酶时间的缩写，PLT 为血小板计数的缩写，ECT 为蛇静脉酶凝结时间的缩写，TT 为凝血酶时间的缩写，1 毫米汞柱 =0.133 千帕，NIHSS 为美国国立卫生研究院卒中量表的缩写。

小场景

二 次 CT

上午 9：20 开始进行溶栓，大家都很紧张，随着药物缓缓滴入高大爷的血管，大家都关注着高大爷手脚的变化情况，1 小时过去了，高大爷的手脚症状并没有恢复，这时医生说要再次做个头颅 CT。大家很疑惑，刚才不是做过了吗，现在为什么还要做？

Q 溶栓治疗后为什么要进行多次头颅 CT 的检查？

溶栓治疗后可能会有出血，需即刻复查头颅 CT。如果患者出现严重头痛、恶心或呕吐或神经症状体征恶化，应立即停用溶栓药物并进行头颅 CT 检查。溶栓后的 24 小时内一般不用抗血小板聚集、抗凝、降纤等药物，24 小时复查头颅 CT 没有发现出血或出血后则需要启动抗血小板聚集、抗凝等药物治疗。头颅 CT 是无创的，虽然有少量 X 线的辐射，但是不会给患者造成很大的伤害，而且也是诊断或排除脑出血的最佳检查方法。因此，溶栓后医生会根据诊疗常规，在不同的时间点给患者复查头颅 CT，判断或排除脑出血，评估患者的病情，随时调整和制定针对患者个体的精准治疗方案。

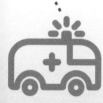

小场景

担 忧

头颅CT复查完之后，高大爷的手脚还是不能动，他的女儿来咨询医生……

Q 是不是静脉溶栓失败了？

急性期静脉溶栓治疗的目的是尽早恢复缺血脑组织的血液供应，缩短脑组织缺血损害的时间，缩小脑梗死的体积，使可逆性损害的缺血组织得以恢复，改善神经功能。但是由于每个患者的血管闭塞情况不一样，溶栓治疗的效果也不一样。并非所有人的神经功能恢复都能在溶栓治疗后立即体现出来，甚至有些患者还会出现症状加重、病情波动等情况，这就需要医生、患者家属一起在溶栓治疗的全过程进行密切观察。多项国际研究显示接受静脉溶栓治疗的患者远期神经功能恢复情况明显优于安慰剂组，大量研究数据都提示时间窗内的静脉溶栓是目前治疗急性脑梗死最有效的方法。当然，对于急性脑梗死患者的治疗，并非只有时间窗内的溶栓治疗，同时还包括很多急性期的综合治疗，比如尽早启动抗栓、调脂和稳定斑块、神经保护等治疗，以及对症的生命体征观察，血压、血糖、体温的控制……这些都是急性脑梗死的治疗和护理措施。所以，急性脑梗死的患者在溶栓治疗后需要收入病房住院进行观察，序贯后期的治疗，才能更安全地帮助患者度过危险期，同时更好地促进神经功能的恢复。

小场景

好 转

大家正一筹莫展的时候，高大爷的手动了，所有人都非常开心，医生来到观察室再次查看，樊大妈问医生接下去该怎么办？

Q 急性脑梗死期间还需要做什么？

急性脑梗死无论采取溶栓治疗还是非溶栓治疗，医生都应该尽快对患者脑血管进行全面评估，进一步做脑血管的影像学检查，比如颅脑 CTA、MRA、DSA 等。通过对脑血管的检查，发现闭塞的责任血管，如果是比较主干的血管，有些患者还可以在早期尝试时间窗内的动脉取栓治疗，以开通闭塞的血管，恢复远端血流，改善大脑的血液供应。通过血管成像的检查，医生能明确是哪根血管发生了病变，有时还能发现一些虽然没有完全闭塞，但是已经有高度狭窄的"危险血管"，这样就可以提前去干预这支"危险血管"，以预防下一次的脑梗死。同时，根据脑血管狭窄的情况，也可以指导医生后期的抗血小板聚集、抗凝及他汀类药物的治疗方案。所以，在发生急性脑梗死后，医生应及时完善血管的评估工作。

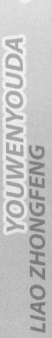

41

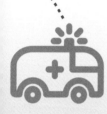

小场景

如释重负

又过了1个小时，高大爷的腿也能动了，这时大家如释重负。但是，医生说："还不能算完全成功，危险期还没有过。"于是高大爷的女儿去办理了住院手续……

Q 住院后需要做哪些进一步的治疗？

急性脑梗死患者发病后由于脑水肿的进一步加重，病情会有发展的可能，第一次脑梗死发病后，再次出现脑梗死的机会也较大，所以医生不能只看到患者目前好转的情况就掉以轻心。

很多有条件的医院会有卒中单元组织化管理住院的脑卒中患者。卒中单元是一种医疗模式，以专业化的脑卒中医师、护士和康复人员为主，进行多学科合作，为脑卒中患者提供系统综合的规范化管理，包括药物治疗、肢体康复、语言训练、心理康复、健康教育、饮食宣教等。并且现代研究也证实了卒中单元可以明显降低脑卒中患者的病死率和致残率。

小场景

传统医药

高大爷心想，我们国家有很多宝贵的中草药，还有神奇的针灸治疗，这些方法对我的疾病有帮助吗？

Q 中草药、针灸可以治疗脑梗死吗？

脑梗死属中医学"中风""卒中""偏枯"等范畴，是以半身不遂、肌肤不仁、口舌歪斜、言语不利，甚则突然昏仆、不省人事为主要表现的病证。本病因其发病骤然，变化迅速，如失石之中的，暴风之疾速而名，并属中医四大难证之一。祖国医药灿若瑰宝，为中风的治疗积累了丰富的经验。历代医家也留下了不少治疗中风的著名方剂，比如半夏白术天麻汤、镇肝息风汤、天麻钩藤饮、羚羊角汤、补阳还五汤、血府逐瘀汤、地黄饮子、安宫牛黄丸、至宝丹、苏合香丸、参附汤、生脉散、牵正散等，这些方药对不同证型的中风有一定的帮助。但是要提醒大家，中医讲究辨证论治，医生要通过望、闻、问、切才能诊断出中风的不同证型，所以不同的中风患者适用的中药方是不同的。

针灸治疗中风也是值得推荐的，对改善中风患者的肢体偏瘫、半身麻木、言语不利、口眼歪斜、口角流涎、吞咽困难、眩晕、头痛、记忆力减退、大小便障碍等也是有一定帮助的。

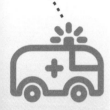

小场景

出院医嘱

经过一周的系统治疗，高大爷出院了，医生开了一些药给他带回家服用，并嘱咐他门诊随访……

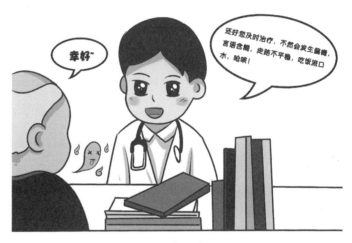

图9　中风出院

Q　什么叫门诊随访？

医生通常所说的门诊随访是什么意思呢？随便访、随意访还是随心情访呢？针对高大爷的门诊随访有哪些注意事项呢？

首先，医生会在高大爷出院的时候给他带一部分的药物回家继续治疗，但是这些药物的量是有限的，有的药物服用完了可以停用，有的药物需要调整或更换，有的药物需要长期服用，服用完了还得继续配，这是门诊随访的一个内容。当出院带药服用完了需要随访，让医生判断和指导后续的用药情况。

其次，如果高大爷回家服药的过程中，感觉身体不舒服，比如有的药物对胃肠道有刺激，服用后可能出现胃脘部不适，甚至还会出现胃痛、消化道出血；有的药物会对血压有影响，造成血压太高或太低，有可能会头晕、头痛，甚至晕倒……，这也是门诊随访的一个内容。当服用药物出现身体不适需要随访，让医生针对出现的不适进行调整用药或治疗。

再者，高大爷住院期间，医生已经找到了一部分中风的危险因素和病因，也针对这些基础疾病给予了药物治疗，所以门诊随访的另一个内容就是针对这些原发病或基础疾病定期复查相关的指标，了解这些疾病控制的情况，比如血糖、血脂、血黏度、心电图、颈动脉和椎动脉超声等。有些治疗脑梗死药物包括阿司匹林、氯吡格雷、华法林、肝素、他汀类药物等，这些药物是一把双刃剑，在预防和治疗疾病方面它们的贡献不容忽视，但是作为药物它们或多或少也存在着不良反应的弊端，所以医生也会要求随访这些药物可能存在的不良反应，定期复查患者的血常规、肝功能、肾功能、凝血功能等指标，如果出现异常也便于医生及时调整用药。

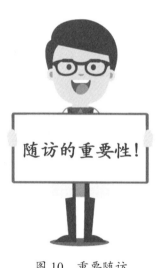

图 10　重要随访

所以，认真随访，切莫偷懒，以免引发灾难性后果。

第二章

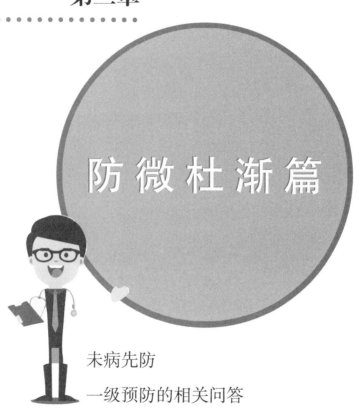

防微杜渐篇

未病先防
一级预防的相关问答

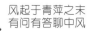
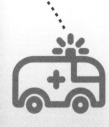

场景二

这次高大爷中风住院治疗的经历让樊大妈心有余悸，她担心自己也会中风，整天问儿子各种问题，儿子也说不清楚。这天买菜回来路过居委会门口，看到一群人围着，好奇心使然，樊大妈也凑起了热闹，居委会主任管阿姨说这个周末组织了医生来义诊，会有很多大医院的主任、专家前来坐诊咨询，樊大妈担心自己也会中风，想去咨询一下，就问了具体的时间和地点。这时有糖尿病的唐奶奶说自己血糖一直不好，也担心中风。杨叔是个出租车司机，血压一直不稳定并且有胃溃疡的毛病，最近他们单位有个司机脑出血，他也很担心。于是，三个人相约周末一起去健康咨询。当天三人一同来到了公园，看到了好多医生，樊大妈找到了神经内科的专家就问了起来……

（未完待续）

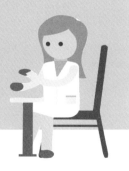

48

小场景

饮食结构

樊大妈第一个提问："医生，平时吃哪些食物可以预防中风？"

没有一种食物吃了可以彻底预防中风的。但是，每个人的饮食习惯与中风是密切相关的，概括起来说就是饮食要清淡、低盐、低脂肪、适量的糖类、充足的蔬菜和水果，这些对预防中风都是非常有益的。

平时烧菜做饭盐要少放，不能太多，如果盐太多，一方面会使血压升高，另一方面会增加中风的发病概率。尤其是有高血压的人群更要低盐饮食，而正常人群也应控制食盐的摄入量，切忌过多，一般建议每天食盐的摄入量不超过 6 克。脂肪类食物尤其是动物脂肪，能使血液中甘油三酯、胆固醇升高，导致动脉粥样硬化的加速，所以平时的饮食要控制动物内脏、蛋黄、鱼子、肥肉等脂肪、胆固醇含量较高的食物的摄入，烧菜的时候油也不宜太多，要少吃油炸、油腻的食物。太甜的食物也是需要谨慎的，一般建议少吃糖类和甜食，如果是糖尿病人群，对于甜食就必须更加严格地控制。适当的蛋白质摄入能改善中枢神经系统对血压的调节，改善血管的弹性，促使钠盐从尿中排出。预防中风，可以调整饮食结构，种类多样化，多吃新鲜蔬菜，如青菜、萝卜等；经常摄食海产品，如海带、紫菜等；饮食习惯方面，可以少食多餐，摄入足够的食物纤维及润肠食物，少吃肥肉及动物内脏，少吃精制糖、蜂蜜、水果糖、糕点等。

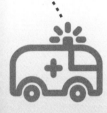

小场景

合理饮食

樊大妈拿出小本子把刚才医生说的话记了下来，又问："医生，平时我喜欢吃肉，但是体检血脂不高，就不需要特别控制饮食了吧？"

 Q 血脂正常，是不是不需要特别控制饮食呢？

当然不是，即使你的血脂不高，也需要考虑是否具有脑血管疾病的其他危险因素，整体评估后才能确定是不是需要特殊的饮食控制。除了血脂异常，中风的高危因素还有高血压、糖尿病、高同型半胱氨酸、高尿酸、吸烟、酗酒、肥胖、心脏病、代谢综合征等，此外还有不可干预的危险因素也是应该计算在内的，比如年龄、性别、人种、遗传基因、家族史等。

在预防中风的措施中，推荐每日饮食的种类要多样化，使能量和营养的摄入趋于合理，建议增加水果、蔬菜和低脂奶制品的摄入并减少饱和脂肪酸的摄入以均衡食谱。此外还可以参考地中海饮食，这是一种特殊的饮食结构，强调要多吃蔬菜、水果、鱼类、海鲜、豆类、坚果类食物，其次才是谷类，并且烹饪时要用含不饱和脂肪酸的植物油来代替含饱和脂肪酸的动物油，尤其提倡食用橄榄油。为什么要推荐地中海式饮食呢？这是因为研究发现有这种饮食习惯的地中海周边国家居民心脑血管疾病的发生率相对较低，所以这种饮食非常值得借鉴。

Q 吃黑木耳可以预防中风？

单独吃黑木耳并不能预防中风，但是，这并不影响中国人民对它的喜爱。黑木耳有各种各样的烹调方式，有时候作为主菜，比如凉拌木耳、西芹木耳；有时候作为菜肴的配料，或者和红枣、莲子、百合等加糖炖熟，就可以成为一道美味的点心，不仅清脆可口，还具有开胃和滋补强身的作用。因为黑木耳有一定的吸附能力，所以具备清洗胃肠道的作用，也是一种保健食品。

黑木耳在明代李时珍的《本草纲目》中已记载："木耳生于朽木之上，性甘平，主治益气不饥，轻身强志，并有治疗痢疾、血痢下血等作用。"中医学认为黑木耳有滋补润燥、清肺益气、补血活血、镇静止痛等功效，所以是用来治疗腰腿疼痛、手足抽筋麻木、痔疮出血和产后虚弱等病证常用的配方食材。此外，黑木耳还能降低血黏度，延缓动脉粥样硬化，稳定血压，所以对预防和治疗中风也有一定间接的效果。

养生食谱中，常见黑木耳加于其他蔬菜中，黑木耳与肉类可以做成各种汤，不仅改善原汤的油腻味，调节口感，还可以预防高血脂、中风等。虽然黑木耳是一种保健佳品，但是要提醒大家，饮食和营养要均衡，不能偏食，不要过量食用黑木耳。

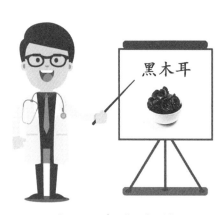

图 11 医解"黑木耳"

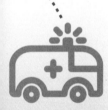

Q 深海鱼可以软化血管，是不是可以预防中风？

这类鱼中的鱼油对人体的确有一定好处，但是不能单纯依赖这些来预防中风，中风的预防重点依旧在相关危险因素的防治上。深海鱼类的益处具体体现在富含二十碳五烯酸、二十二碳六烯酸，也就是常说的 EPA 和 DHA。金枪鱼、沙丁鱼、三文鱼等深海鱼中就富含 EPA 和 DHA。

EPA 被誉为"血管清道夫"，它是一种多价不饱和脂肪酸。虽然 EPA 是一种脂肪酸，但与肉类和黄油中的饱和脂肪酸不同，EPA 可以调节血脂，降低血液黏稠度，调节血压，防止血小板聚集，抑制血栓形成，还能扩张血管，可以作为预防中风的营养物质而适当摄入。DHA 也是一种不饱和脂肪酸，在深海鱼等食物中含量较多。DHA 能够降低血液中甘油三酯的浓度，增加对身体有益的高密度脂蛋白胆固醇的浓度，也具有软化血管、提高免疫力的作用。

鱼油中含有丰富的 EPA 和 DHA，当鱼肉以生鱼片或腌制的方式生吃时，人体能从中摄取的鱼油成分最多，也可以把鱼肉做成汤喝或煮着吃，这样也可以保留鱼油中的有益成分。

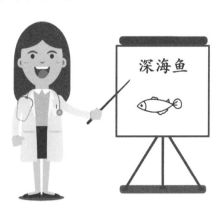

图 12 医说"深海鱼"

Q 酒可以活血，喝酒可以预防中风吗？

喝酒对身体有保健作用，也能带来损害，喝酒的利弊关键还是在于量，而适度的饮酒不但可以预防中风，而且对脑血管也有一定好处。比如少量白酒，有活血化瘀、疏通经络的作用，还会添加在中药里作为药引子以提高药效，治疗血瘀证。在临床上，很多治疗心脑血管疾病的中药就是用酒炒制。体内瘀血情况比较严重的人群，可以适量饮酒而活血化瘀，从而对预防中风具有一定作用。

民间又有古方传：酒是药的先祖。适量的饮酒可以扩张血管，从而降低血压水平，帮助对人体有益的高密度脂蛋白胆固醇更好地发挥作用。适量饮酒可以让身体放松，身心愉悦，从这个角度出发，饮酒还有助于人体的睡眠。

其实，若能做到适量饮酒，还是可以搭配食物享受美味的。但是如果大量饮酒，则会导致人体摄取过多的酒精，可能会使血压升高、血液高凝状态、脑血流量减少、房颤风险增加、诱发脑梗死和脑出血等。长期大量饮酒、酗酒，不仅仅伤肝损害健康，而且也是中风的危险因素之一。

然而，对于饮酒的人士不提倡大量饮酒，而对没有饮酒习惯

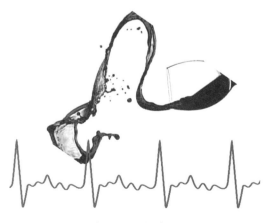

图 13 酒与中风

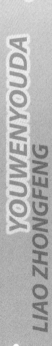

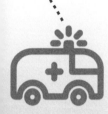

的人群也不主张用少量饮酒的方式来预防中风。饮酒应适度，建议男性每天饮酒的酒精含量不要超过 25 克，女性不要超过 12.5 克，也就是男性每天的饮酒量为高度白酒不超过 50 毫升、啤酒不超过 640 毫升、葡萄酒不超过 150 毫升，女性每天的饮酒量为高度白酒不超过 25 毫升、啤酒不超过 320 毫升、葡萄酒不超过 75 毫升。

小场景

辨 真 假

唐奶奶听了点点头，也问起来了："医生，人家说晚上睡觉前喝点醋可以预防中风，是真的吗？"

Q 喝醋可以预防中风？

唐奶奶说的这个喝醋预防中风的说法是不正确的。适量的醋对于软化血管是有益的，但是并不一定能预防中风。喝适量的醋可以增强肠胃功能，增加胃酸，有助于消化。夜间人体的血液黏稠度加大、血流缓慢，容易堵塞血管。睡前倒少量的醋，混合于水中，饮用后对身体有一定的帮助。但并不是适合所有人，有的人喝了以后反而胃部不适，这种情况就不太适宜。

其实，睡觉前喝一杯白开水具有稀释血液的功能，也可以达到类似的作用。但是，对于中老年人群，还是建议睡前不要喝太多的水，100～200毫升即可。因为，水喝得过多，容易夜里起来上厕所，影响睡眠和休息，睡眠休息不能很好的保证，人体的免疫功能就容易下降，血压也容易升高，而且还会导致第二天出现眼睑水肿、头昏脑涨、全身不适。

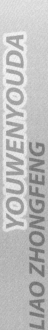

Q 三七、丹参、红花可以预防中风?

三七、丹参、红花等中药并不能直接预防中风，但是可以起到辅助的作用。这些中药具有活血化瘀等功效，可以改善脑缺血引起的功能障碍，也具有一定抗血小板聚集和防止血栓形成的作用。但是对于预防中风，最佳的方法应该是控制危险因素，积极治疗原发病，而并不是一味追求使用单味中药。

从中医的角度，中风的病因病机归纳起来包括风、火、痰、虚、瘀，这五种病因病机都可能致病，而且每个人的具体情况不一样，不是所有的人群都存在瘀血，有的人群可能需要祛风，有的人群应该降火，有的人群适合化痰，有的人群应当补虚，一味采用活血化瘀的中药预防和治疗是不合适的。

小场景

非药物预防

这时居委会管阿姨也来了："医生，我和我老伴都没有那些三高、五高的，但是害怕得中风，需不需要提前吃点什么药物来预防呢？"

管阿姨，您和您家人今年多大了？如果年纪较轻，没有基础疾病，也没有中风的危险因素的话，那就是属于中风的低危人群，对于低危人群暂时是可以不用服药的，只要保持良好的饮食和生活习惯就可以。预防中风，建议您和您的家人做到以下几个方面：

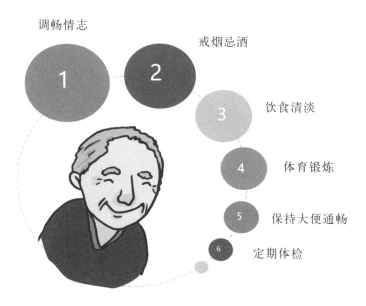

调畅情志
1
戒烟忌酒
2
饮食清淡
3
体育锻炼
4
保持大便通畅
5
定期体检
6

图14　预防中风几手抓

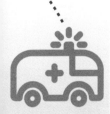

➢ 调畅情志，慎起居：可通过听轻音乐、与人交谈来分散注意力；不要看紧张、恐怖的影视剧；遇事不可情绪大起大落，忌发脾气、大怒；注意劳逸结合；早晨上街买菜或锻炼身体时不建议空腹状态，尽量避免发生低血糖，进而诱发中风；天气变化明显，特别是突然变冷时要多加衣服保暖，否则容易使血管收缩，血压升高，诱发疾病。

➢ 戒烟，忌大量饮酒：吸烟及酗酒会进一步损害心脏和血管的功能，增加血液黏稠度，升高血脂，极易诱发中风。

➢ 饮食宜清淡：多吃新鲜蔬菜、水果和低脂奶制品，要摄入足够的食物纤维及润肠食物，多吃白肉，少吃红肉，少吃油炸油腻的食物，少吃动物内脏，少吃糖类和甜食，每天摄入的食盐量限制在 6 克以内。

➢ 体育锻炼：可以打太极拳、散步、做健身气功等项目进行锻炼。不可整日卧床，久卧也会使血流减慢而诱发中风。

➢ 保持大便通畅：平时应保持大便通畅，不能在大便时用力过度，以免腹压增高，血压升高，脑血流量急骤上升引起脑血管破裂而发生中风。

➢ 定期体检：建议每半年左右体检一次，密切关注血压、血脂、血黏度、血糖、尿酸、同型半胱氨酸、颈动脉和椎动脉超声、心电图等指标，这些指标和中风的发生有相关性，一旦发现异常应该尽早治疗。

小场景

药 物 预 防

杨叔也问了一句："医生，我以前有胃溃疡病史，这几年又得了高血压，为了预防中风能不能服用阿司匹林啊？应该吃多少剂量呢？"

Q 服用阿司匹林防中风？

杨叔，您有高血压，年龄也超过 55 岁了，平时还抽烟，从预防中风的角度，可以服用阿司匹林。时至今日，阿司匹林依旧是临床预防和治疗缺血性中风的一线用药，也是相对花费最少、应用最为普遍的药物。但是，杨叔您曾经有胃溃疡病史，必须谨慎使用阿司匹林，必要的时候可以配合保护胃黏膜的药物一起使用。如果服用阿司匹林出现胃肠道不适、消化道出血等症状，必须立即看医生。

随着大众传媒的多样化以及医学知识的普及，越来越多的人知道预防心脑血管疾病的重要性，也知道应当使用小剂量的阿司匹林进行预防。但是小剂量到底是多少的量呢？其实阿司匹林用于脑卒中预防与用于脑卒中急性期治疗是有区别的。作为预防用药，主张的剂量是每天口服 75～150 毫克为佳，如果每天口服剂量小于 75 毫克，其预防作用尚不确定，更高的剂量也并没有更强的预防作用，反而不良反应会增加。在临床上比较多的还是推荐

每天服用 100 毫克的阿司匹林预防中风，当然在服用阿司匹林的过程中，也必须特别注意它的不良反应，包括胃肠道症状、药物过敏、肝功能损害、肾功能损伤、出血倾向、贫血等，所以必须在医生的指导下使用阿司匹林预防中风。如果服药过程中出现不良反应，必须立刻停药就诊治疗。

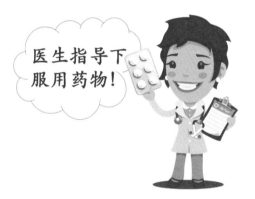

医生指导下
服用药物！

图 15　遵医嘱用药

Q　阿司匹林是饭前还是饭后服用?

关于阿司匹林的服用时间的确是一个非常值得大家注意的问题。有的患者觉得胃部曾有宿疾，为了减少空腹服药对胃的刺激，他们会饭后服用阿司匹林，其实这是一个误区。细心的朋友会发现，有些阿司匹林的包装盒上写的全称是"肠溶阿司匹林"或者"阿司匹林肠溶片"，这"肠溶"二字的意思是阿司匹林会在肠内溶解和吸收，而不是在胃内。"肠溶阿司匹林"就相当于给阿司匹林穿了一件抗酸外衣，在空腹的时候，胃酸的 pH 值比较低，"肠溶阿司匹林"在 pH 值较低的酸性条件下不容易溶解，在胃的蠕动下半小时内可转移至小肠，小肠的 pH 值就比胃酸要高，所以就开始被溶解和吸收了。如果吃过食物之后再服用"肠溶阿司匹林"，胃酸的 pH 值因被食物中和而升高，这样它很容易在胃液中溶解。如果阿司匹林在胃内大量溶解就特别容易刺激胃黏膜，出现反酸、胃胀、胃痛等消化道不适的症状，甚至还会引起胃出血。所以，建议空腹或餐前服用"肠溶阿司匹林"。如果是普通阿司匹林，包装盒与说明书上没有写"肠溶"二字，则建议餐后服用，因为没有穿抗酸外衣的阿司匹林很容易在胃内溶解，餐后服用可以减少其对胃黏膜的刺激。在服用阿司匹林之前，强烈推荐仔细阅读药物的说明书，根据说明书推荐的服用方法服药。无论是"肠溶阿司匹林"还是普通阿司匹林都不能与酒同服。如果是有胃病的人群，是不是可以服用阿司匹林和保护胃黏膜的药物一起配合治疗，这就需要去医院就诊后听取专科医生的建议了。

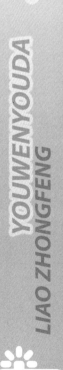

YOUWENYOUDA
LIAO ZHONGFENG

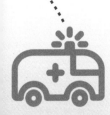

小场景

药物选择

听到刚才说服用阿司匹林的事情，唐奶奶回想起以前就诊的经历，"医生，我有糖尿病、高血压，有的医生建议我服用阿司匹林，有的建议我服用西洛他唑，我到底服用哪个好？"

根据目前的研究，阿司匹林对于中风的预防效果相对较好，其次是氯吡格雷和西洛他唑。阿司匹林最早是作为解热镇痛药用于治疗疾病，后来经过长时间的临床试验，进一步证实其具有抗血小板聚集的作用，可以用于脑梗死的患者。阿司匹林预防脑卒中的疗效为10%～25%，增加剂量并不能增加疗效，反而会增加出血风险，表明阿司匹林在预防和治疗脑卒中的疗效上有一定的局限性。因此，人们开始寻找更好的替代阿司匹林的药物。经过多年的努力，美国FDA批准一个新的药物，这就是氯吡格雷，但是目前氯吡格雷的价格要比阿司匹林贵很多。至今，尽管有新的抗血小板药物出现，但氯吡格雷仍是抗血小板治疗的重要药物。相对前两种药物，西洛他唑较少用于脑梗死的患者，一般不作为首选。因为西洛他唑的主要功能是改善肢体缺血所引起的慢性溃疡、疼痛、发冷及间歇性跛行，并可用作上述疾病外科治疗后的补充治疗，主要用于帮助缓解症状、改善循环及抑制血管内血栓形成。阿司匹林、氯吡格雷和西洛他唑都有一定的适应证和禁忌证，三者各有优劣，必须根据个人的情况，选择最合适的药物。

Q 有什么中药可以代替他汀类药物降低胆固醇吗？

　　中药还无法代替他汀类药物降低胆固醇的作用。目前临床常用的他汀类药物包括阿托伐他汀、瑞舒伐他汀、辛伐他汀、洛伐他汀、普伐他汀和氟伐他汀等。这些药物对降低胆固醇都有一定效果，应根据患者胆固醇的基线水平、治疗目标、耐受情况和治疗效果进行个体化的选择和应用。

　　首先，他汀类药物的主要作用是降血脂，特别是胆固醇、低密度脂蛋白胆固醇。所以当体检的时候发现血脂偏高，尤其是胆固醇偏高时，从预防中风的角度来看首选的降脂药物是他汀类药物。其次，他汀类药物可以稳定斑块及延缓动脉粥样硬化的进程。大脑动脉粥样硬化斑块的形成、破裂及血栓栓塞是导致脑卒中的重要因素。他汀类药物可以减轻脑动脉的粥样硬化程度及提高斑块的稳定性，从而预防脑卒中。第三，他汀类药物有神经保护的作用，可以减少缺血性脑卒中的梗死面积，减轻脑卒中血管舒缩功能相关的症状及降低病死率。此外，他汀类药物还具有抗血栓的作用，它能通过调节纤溶平衡，减少斑块破裂后血栓的形成，也可以通过增加血管内皮细胞溶解纤维蛋白的能力降低血小板的活性，起到抗血栓的作用。最后，他汀类药物还具有抗炎的作用，其作用机制是抑制炎症反应过程，减弱脑缺血再灌注损伤，减轻神经功能的损伤程度。

　　他汀类药物的诸多作用目前在临床上是没有任何一种其他的药物或中药可以替代的。防治中风也应该特别重视调节血脂、稳定斑块的治疗。

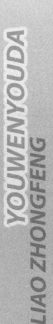

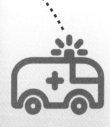

小场景

房颤疑惑

樊大妈回想起上次高大爷住院的事情，当时医生说高大爷的中风是房颤引起的，热心的樊大妈替高大爷也问了个问题，"医生，老年人有房颤，必须要服用华法林来预防中风吗？"

 房颤患者必须要服用华法林预防中风吗？

针对房颤患者，建议服用抗凝药物来预防房颤所产生的并发症。抗凝药物有多种，华法林是目前临床使用最多的一种药物。但是一部分有条件的人群也可以选择新型口服抗凝制剂，比如达比加群、利伐沙班等。华法林为双香豆素类中效抗凝血药，其作用机制是使肝细胞中依赖维生素 K 的凝血因子无法活化，仅停留在前体阶段，从而达到较好的抗凝效果。华法林口服胃肠道吸收迅速而完全，生物利用度高，起效和作用的时间可以预测，在健康个体口服 90 分钟后血浓度达到高峰。华法林几乎完全经肝脏代谢和清除，代谢产物也具有微弱的抗凝作用。但是华法林在使用过程中也受诸多因素影响，包括膳食、环境、身体状况、其他疾病、合并用药等，都会使国际标准化比值（INR）发生变化。当有影响用药反应的因素存在时，应适当调节使用剂量。因此，是否必须要服用华法林还是应该依据每个人的具体情况而定。

小场景

糖友疑问

唐奶奶兴致勃勃地问道，"医生，我患有糖尿病，现在血糖控制得挺好，是不是可以不服用阿司匹林了？"

唐奶奶，不推荐您停用阿司匹林。因为糖尿病也是中风的危险因素之一，您有糖尿病史，对血管的损伤是长期存在的，并没有因为近阶段的血糖控制稳定就让血管重新恢复到正常的水平。所以现在血糖控制好不是停用阿司匹林的指征。

糖尿病人群服用阿司匹林来预防脑卒中应当是一个长期过程。这与阿司匹林的作用机制有关：阿司匹林在体内的分解产物与血小板中的环氧化酶结合，抑制血小板聚集，发挥抗血栓的作用。但是由于血小板在血液循环中的"寿命"只有7～10天，随着体内新生血小板的不断生成，血小板的聚集功能会逐步恢复。因此只有每天坚持服用有效剂量的阿司匹林，才能一直抑制新生血小板的聚集功能，达到预防血栓的目的，对人体产生持续的保护作用。一般情况下，停用阿司匹林48小时后该作用逐渐丧失，这也是为什么抗血小板药物标准的服用方法是每天1次。如果没有特别的禁忌证，还是推荐中风高危人群长期服用阿司匹林。

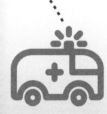

Q 每年静滴两次药物可以预防中风吗？

预防中风需要从多方面、多角度去做，目前科学研究未能证明单纯凭借每年静脉滴注药物就能达到预防中风的效果。

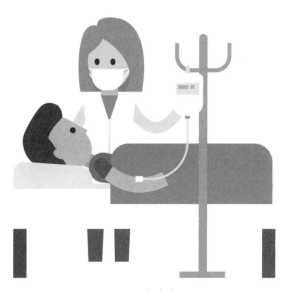

图 16　静脉滴注

Q 同型半胱氨酸偏高会中风吗？

血液中同型半胱氨酸偏高的确是中风的危险因素之一，但也不是说同型半胱氨酸高了就一定会中风。同型半胱氨酸过高，可以导致全身的血管损伤，继而出现血管功能的异常，此外它也会破坏血管弹性，使血管脆性增加，增加中风的风险。一般认为空腹晨血的血浆同型半胱氨酸水平在 15 微摩尔 / 升以内属于正常范围，如果 ≥ 15 微摩尔 / 升可称为高同型半胱氨酸血症。叶酸与维生素 B_6、B_{12} 联合使用时可以降低血浆同型半胱氨酸水平。如果血液同型半胱氨酸水平不是特别高，适当调整饮食结构即可，比如多食用蔬菜、水果、豆类、肉类、鱼类等。但是有过中风病史，或者同型半胱氨酸水平非常高的人群，就应当口服叶酸和维生素 B_6、B_{12} 进行治疗了。

Q 高密度脂蛋白胆固醇偏低、脂蛋白 a 偏高，将来会发生中风吗？

高密度脂蛋白胆固醇偏低、脂蛋白 a 偏高，不能说明将来一定会得中风。

高密度脂蛋白偏低，说明身体的脂代谢紊乱了，虽然不是造成中风的直接原因，但是需要引起重视。暂时还没有药物可以直接升高高密度脂蛋白胆固醇，但是可以通过控制和调整饮食，加强日常的体育锻炼来纠正。如果程度严重，最好尽快就医。同样，脂蛋白 a 偏高也不是造成中风的直接原因，偏高如果不是非常严重，可以先不服用药物，如果特别高则需要就医咨询医生，以便根据个人情况具体分析。

如果发现有血脂异常，可以在生活方面作出相应改变，需要注意清淡饮食，少吃动物内脏、鸡鸭鹅皮、猪蹄等高脂肪高胆固醇的食品，多喝水，多吃新鲜蔬菜以及富含粗纤维的食物，烟酒也是需要尽量避免，包括避免被动吸烟。

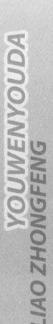

YOUWENYOUDA
LIAO ZHONGFENG

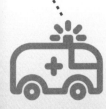

小场景

遗传因素

看到大家和医生聊得热火朝天，有个小伙子小贾突然紧张地询问医生："我爷爷中风，我爸爸也中风，我今年31岁，是不是也需要提前预防起来啊？"

是的，是需要进行提前预防。中风与遗传因素有一定关系。一般发生过中风的患者，他的亲属中，比如父母、子女、兄弟、姐妹，发生中风的概率较正常人要高。因此，有遗传倾向者应尽早预防。但是，有中风病史患者的儿女也不必忧心忡忡。首先，中风并不是一类遗传性疾病，而只是有遗传倾向。其次，如果加强自我保健，认真、积极地干预中风的危险因素，那么中风的发病概率将大大下降。

Q 哪些人容易患中风？

相对来讲中老年人群比年轻人容易患中风。有高血压、动脉硬化、糖尿病、心脏病、中风家族史以及吸烟、酗酒的人群均容易患中风。一个人可能同时有上述的一个或几个危险因素，危险因素越多，中风的发病概率就越大。

➤ 中老年人群：随着年龄的增长，中风的发生率也随之增加，但是近年来中风的发病也越来越年轻化。不仅仅中老年人群需要预防中风，年轻人也应该开始重视预防了。

➤ 高血压人群：有症状的高血压，一般会比较引起重视，这些人群也会及时进行生活习惯的调整和药物的干预。如果血压过高，平时又没有明显的症状，这类人群就更应该重视监测和控制血压了，因为无论有无症状，患有高血压的人群发生中风的概率比正常人群高得多。

➤ 动脉硬化的人群：中风发生之前，高危人群其实已经有很多中风危险因素了，其中包括脑动脉硬化。脑动脉硬化，尤其是动脉粥样硬化，大大增加了发生中风的概率。

➤ 糖尿病人群：糖尿病人群的代谢发生了障碍，特别是血糖、血脂的代谢紊乱，所以比正常人群更容易出现动脉硬化、动脉斑块，并且高血糖以及高血脂都会进一步使血液的黏稠度增高，使大血管、小血管和微血管逐渐地受损，患有糖尿病的人群发生中风的概率明显高于未患糖尿病的人群。

➤ 各种心脏病人群：有心脏病的人群发生中风的概率比一般的人群要高，比如房颤、心肌梗死、风湿性二尖瓣病变、扩张性心肌病、卵圆孔未闭、心脏瓣膜修补术后、心导管和血管内治疗、心脏起搏器和射频消融术后等。

➤ 有中风家族史的人比没有中风家族史的人更容易患中风。

➤ 吸烟、酗酒、爱吃油腻食物的人，也更容易患中风。

➤ 情志不畅，如好逸恶劳、不愿活动、性情急躁的人，也比较容易患中风。

Q 严重颈椎病是否会中风呢？

长期伏案工作，或者保持一个姿势的人，更容易出现颈椎病，这类人群也会经常出现头晕的症状，发作时可能有天旋地转的感

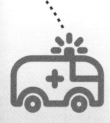

觉，甚至恶心呕吐。颈椎病和中风虽然没有直接联系，但是颈椎病的人群可能还伴随有其他的中风危险因素，如高血脂、高血糖、高血压等。根据各项检查指标显示，颈椎病人群的血液黏度较高、血液易浓缩、血小板聚集增加，所以也容易发生中风。当然，这些和颈椎病本身没有直接的关系，而是很多有颈椎病的人群他们的生活方式不太健康。

Q 打麻将会引起中风吗？

有的中老年人打麻将时突然出现手脚麻木，随后自行恢复了，这种情况并不是一定不可以打麻将，它可能是中风先兆，提醒您应该尽早进行中风的预防了。因为中老年人多有脑动脉硬化，有的人还有高血压、糖尿病、房颤等疾病，所以在进行搓麻将等娱乐活动时，不宜时间过长，也不宜经常玩。长时间打麻将有如下一些危害：

➢ 长时间打麻将时，坐位时间较长，使下肢回心血量减少或静脉压增高，致使动脉血流灌注减少或血管内血液瘀滞，影响全身血液循环，容易导致缺血性中风。

➢ 打麻将时情绪易激动，血压不稳，可致血压突然升高，加之脑动脉硬化，机体调节能力较差，易导致脑血管自动调节功能降低，脑血管受到很大的压力，引起脑血管或微小动脉瘤破裂，造成出血性中风。

➢ 打麻将时精力过于集中，因用脑过度，可造成脑部缺血缺氧，反射性地使血压升高，脑部血液循环障碍，诱发头昏甚至中风。

➢ 长期打麻将会使人上瘾，忘记一切，甚至不吃不喝，不及时排大小便。若不及时饮食、排大小便，会反射性引起脑缺氧，血压升高，如此反复，对健康非常不利。

➢ 老年人患有多种疾病时，长时间打麻将会使老年人忘记服药，休息睡眠不足，高血压、心脏病、糖尿病等控制不佳，会加重原发疾病，在此基础上诱发中风。

所以，为了防止中风，老年人娱乐活动要适当，应科学地安排生活，做到起居规律，适当活动，劳逸结合，防止因文娱活动所致过度疲劳而加重病情或诱发疾病，故不主张老年人长时间打麻将。

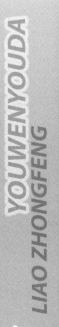

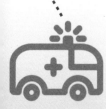

小场景

环境因素

唐奶奶的孙女在南方工作，一直叫唐奶奶过去和她一起住，"医生，人家说天冷容易发中风，我可不可以去南方过冬天来预防中风？"

去暖和的南方过冬并不能预防中风的发生，因为中风的发生多数在节气交变时，比如入冬骤然变冷之时，或早春猝然转暖之际。入冬骤然变冷，寒邪入侵，可影响血脉的运行。早春骤然转暖，使收缩的血管骤然舒张，超出人体的自我调节能力，血流动力学突然改变，也容易促使中风的发生。

Q 什么是热中风？

虽然夏季中风的发病比冬季少一些，但是在特别炎热的天气里发病的情况也不少。在炎热天气发生的中风老百姓俗称为"热中风"。夏季也是必须要预防中风发生的季节。炎炎夏日，人们会大量出汗，容易导致脱水，特别是老年人，随着年龄的增加，动脉硬化的程度不断加剧，血液稍微变得浓稠一些，就容易形成血栓，因此必须要注意及时补充水分。另外，阴天下雨、气温急剧升高或下降、气压变化较大或雷雨时，中风的发生率也容易增高，这些可能都是因为影响了血管的舒张和收缩功能或引起了血压的波动所造成的。

　　因此，中风的发病与气候的变化是有一定关系的，气候变化是诱发中风的重要因素之一。了解中风的好发季节和发病特点，平时就应该注意防寒保暖，也要防止中暑，注意根据气候的变化做到自我防护调整，这样才有助于预防中风的发生。

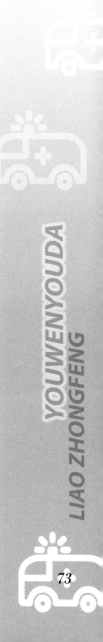

YOUWENYOUDA
LIAO ZHONGFENG

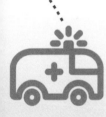

小场景

危险因素

杨叔又问医生："我平时吸烟，一天三包，人家说我这样下去要中风的，我少抽点，一天一包可以吗？"

应该要减少，确切地说应该要戒烟。吸烟是中风的独立危险因素之一。吸烟可以影响全身的血管和血液，比如加速血管的硬化，促使血小板聚集，升高血浆纤维蛋白原水平等，香烟中尼古丁还可以刺激人体的交感神经，使血管收缩、血压升高。长期吸烟最终可能导致血管硬化，血管硬化后，首先出现的是血液的流动阻力大，更容易出现高血压，也有可能合并心脏病，这些都会为中风的发生提供机会。抽烟时，散出来的烟雾主要成分是一氧化碳，一氧化碳进入人体后，与红细胞中的血红蛋白结合，形成碳氧血红蛋白，此时的红细胞丧失了运输氧气的功能。长期这样的缺氧状态，可影响身体中各个器官和组织。对缺氧最敏感的器官是脑，所以危害也是最大的。

因此，在缺氧的时候，特别脑部缺氧时，人体就会为了减少缺氧造成的损伤出现一系列的代偿反应：一是加速心脏的搏动，二是增加红细胞的数量。这意味着心脏负担增大，血压增高，血黏度也会随之增高，血流阻力增加等。长期大量吸烟，可造成低氧、缺氧、代谢性酸性产物增加，造成红细胞的黏度增高，血细胞比容上升，导致全血黏稠度升高，又增加了中风的风险。

所以对于吸烟人士来说，要预防中风，最好的方式是完全戒烟。

Q 什么强度的锻炼可以预防中风？

通过运动可以改善中风的很多危险因素，因此，在日常生活中有运动习惯的人发生中风的风险也相对较低。如果能够长期坚持适度的运动，不仅可以燃烧人体内的脂肪，消除肥胖，降低血压、血糖、血脂，还可以适度缓解精神压力，令人心情愉悦，从而降低中风的发病风险。建议每天或者隔天锻炼一次，并且持之以恒地坚持下去，使身体保持一个良好的状态，对于预防中风具有一定的作用。但值得提醒的是，需要将运动量及运动强度控制在一个适宜范围，过于频繁地运动只会加重身体的负担，因此不宜太过勉强自己。

Q 打太极拳可以预防中风？

选择打太极拳、散步、健身等项目进行锻炼是预防中风的一种生活方式，但不是唯一的方法。预防中风有很多方法，包括避免诱因，控制危险因素，积极治疗原发病等。其中，生活方式中就包括不可整日卧床，久卧则会使血流减慢而产生缺血性中风，亦不利于中风后机体功能的恢复。

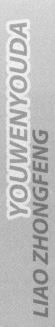

YOUWENYOUDA
LIAO ZHONGFENG

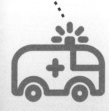

小场景

监测血压

杨叔又产生了疑问，"医生，我患高血压很多年了，血压虽然超过了正常范围，但是并没有头晕、头胀等不舒服，我的身体已经耐受这个（血压）水平了，应该不用控制得那么严格吧？"

高血压患者需要严格控制血压，因为高血压也是中风最主要的危险因素之一，不仅容易诱发缺血性中风，而且也容易诱发出血性中风。一般情况下，应该将收缩压（上压）控制在 140 毫米汞柱以下，舒张压（下压）控制在 90 毫米汞柱以下。但是如果合并有其他疾病的，比如糖尿病或者慢性肾病等，就会增加动脉硬化的风险，应当把血压控制得更低一些。但是也不宜降至过低，过低也有发生中风的危险。

预防和治疗高血压首先应当改善不良的生活习惯，很重要的一点就是控制每天食盐的摄入量，吃东西不能太咸，每天食盐控制在 6 克以下，同时戒烟，不能酗酒，保证睡眠，适当的运动，如果这样仍不能完全控制血压，就有必要服用降压药物进行治疗。

家庭测量血压也是控制血压的重要环节，特别是在服用降压药物的时候。有些高血压患者在医院测量血压时是正常的，但是在自己家中测量反而是高的；也有人在医院测量血压时是偏高的，但是在自己家中测量时却是正常的；也有人是清晨血压偏高，有人是下午血压偏高，甚至还有人只是夜间血压偏高，所以一定要养成在家测量血压的习惯。

小场景

中风前兆

唐奶奶替自己58岁的儿子问医生："医生，我儿子是个老师，昨天上课的时候一下子说话说不出来了，喝了口水就好了，别人说他中风了，要做点什么检查吗？"

您儿子讲课的时候一下子说不出话，喝口水就好了，不能轻率地定义为中风。如果怀疑是中风，还是建议去医院做检查。医生可以根据他发病的特点做出不同的处理方法。一般是先进行体格检查，初步判断是否是中风的前兆。然后再做各项生化指标的检查，比如血脂、血糖、肝肾功能、同型半胱氨酸，再进一步做CT或磁共振以确认是否为中风。其中，磁共振检查比较关键，因为磁共振对中风的诊断十分敏感，在起病半小时左右就可显示皮质表面和颅后窝等部位的病灶，起病6小时以后的中风病灶几乎都能被磁共振显示。所以建议您儿子应该到医院的神经内科及时就诊。

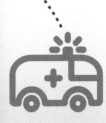

小场景

发麻症状

樊大妈接着说："对，很多人搞不清。医生，我弟弟上次洗碗的时候一下子手麻了，拍了两下就好了，是不是平时多拍拍就没事了？"

不能小看手麻这个症状，也不主张平时多拍拍。因为单侧肢体发麻是中风重要的先兆症状之一，预示着发生中风的高度危险性，所以若感到一侧肢体阵阵发麻和无力时，一定要当心发生中风。一旦出现肢体发麻，或同时出现面部麻木、舌麻、口唇发麻等感觉异常，则预示着高血压、脑动脉硬化等基础疾病已经发展到足以发生中风的程度，已经给身体亮起了黄灯。当然，肢体发麻症状的出现还与血管收缩、精神紧张等因素有关，也与某些其他疾病比如颈椎病、糖尿病等有关。

作为中风先兆的肢体发麻症状，是指在无刺激的情况下，主观感觉有肢体麻木不适的感觉异常表现。如病变程度轻，形成的病灶影响了大脑皮质的感觉中枢，便可产生对侧肢体异常性阵阵发麻，或有如蚁行感、烧灼感等。当出现脑组织出血性或缺血性病灶时，便会严重影响感觉中枢，发生对侧肢体、面部等感觉减退，甚至有按之知、搔之不觉的现象及肢体麻木不仁或肢体感觉减退等表现。所以，当发生肢体麻木感时，既不要紧张不安，也不要掉以轻心，应及时请医生进行全面检查，分析对待，并积极对病因进行相应治疗。

小场景

嘴唇发紫

樊大妈一句接着一句："医生，我弟弟嘴唇发紫，是不是要患中风了？该怎么办？"

嘴唇发紫并不是一定要患中风了。从中医的角度来说，嘴唇为紫色或者更深的紫黑色，则提示身体里有比较明显的瘀血存在，正常速度流动着的血液是不会呈现出这种嘴唇颜色的。如果嘴唇长期出现青紫，西医称为"发绀"，预示着心脏可能存在问题，长期如此应当及时去医院检查，还有某些呼吸系统的疾病也可出现口唇缺少光泽、不够红润甚至紫暗的表现。

嘴唇颜色发紫需要寻找原因，同时根据不同的情况进行调整，必要的时候需要治疗。如果有长期吸烟的习惯，最好能够减少吸烟量，尽量戒烟。如果是血液循环不佳而导致嘴唇呈现青紫色，应注意饮食调摄，不要偏食，尤其是多吃新鲜的水果和蔬菜。另外，如果对造成嘴唇颜色发紫的原因不了解，最好能到医院进行详细检查，以便更好地找出病因，尽早治疗。

Q 冬天把空调保持在 20℃是不是可以预防中风？

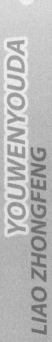

这个讲法不太科学，因为开空调只能保持室内的温度比较稳

定，如果需要出门活动，此时室内室外是有温度差的，一热一冷则更容易诱发中风。

除此之外，在冬季的时候气温降低，人们的活动量也会普遍减少，这个时候对于本身有基础性疾病，如高血压、糖尿病、动脉硬化等患者来说是非常不利的，因为这一季节血压波动相对变大、血糖也容易受到影响，所以发生中风的机会就会增加。

小场景

脑内基底节缺血灶

唐奶奶笑着又问医生："我头晕去查过脑CT，报告说基底节缺血灶，我是不是中风了啊？"

基底节缺血灶在老年人中是比较常见的，如果缺血灶比较少，问题不是非常严重，但是这个缺血灶提示了一些重要的信息。如果基底节缺血灶增多，同时还伴随有肢体麻木、无力等症状，或者导致它发生的危险因素没有得到控制，就更容易引起大血管的堵塞，严重的可危及生命。

基底节缺血灶也是血管"老化"的一种表现，一般都是由于脑部细小的微血管堵塞所引起的，往往提示身体本身的一些基础疾病控制得不太理想，如高血压、糖尿病、高血脂、动脉粥样硬化等。所以，还是应该针对各种病因进行治疗，这些病因的治疗都是为了预防中风的发生。

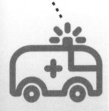

小场景

控 制 血 糖

唐奶奶又想到了一个问题："医生，我最近血糖都正常，糖化血红蛋白也正常，是不是可以不用服药了？"

目前这个情况还是需要继续用药物维持来控制血糖水平的。因为您已经患有糖尿病，或者说您既往是高血糖水平，只是最近在饮食、运动以及药物的控制下，血糖水平才稳定在理想状态。如果不加以控制，血糖水平依旧会升高的。

患有糖尿病的人群比未患糖尿病的人群更容易中风。糖尿病人群的基础代谢通常是紊乱的，特别是血糖和血脂，所以也比正常人更容易出现脑动脉硬化，高血糖、高血脂会进一步使血黏度增高，形成动脉粥样硬化斑块，诱发血栓形成，更容易发生中风。现在您的血糖控制在正常的范围，这是好事儿，可以减少糖尿病的并发症，今后还是要继续控制好血糖。

小场景

颈动脉超声检查

唐奶奶停不下来了："医生，很多人说要做颈动脉超声检查，为什么要做颈椎动脉超声，多久需要复查一次？"

Q 多久复查一次颈椎动脉超声？

连接心脏和大脑的动脉经过颈部由下而上有四条，前面两条叫颈动脉，后面两条叫椎动脉。因此，尽管头在上颈在下，但这些颈部动脉却是通往脑组织的上游动脉，如果颈部的这些上游动脉中的某一条或多条动脉的管壁像老化的水管子一样有很多锈垢，也就是医学上所谓的动脉粥样硬化斑块，那么一旦这些斑块的碎片掉下来，就有可能顺着血流进入脑动脉而造成中风。此外，一旦有了动脉粥样硬化斑块，血液中的血小板特别容易在这些区域聚集形成血栓，血栓如果顺着血流堵塞脑动脉，也容易造成中风。所以建议大家做颈动脉和椎动脉的超声，检查一下有没有这些动脉的斑块。如果有斑块，一般建议3个月到半年复查一次。根据检查的结果，针对性治疗，也可以起到预防中风的目的。

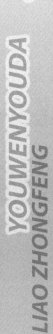

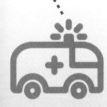

小场景

颈动脉斑块

　　急性子的樊大妈又插嘴了："医生，我颈动脉有斑块，可不可以通过手术切掉斑块来预防中风？"

　　一般超声发现了颈动脉斑块之后，建议定期进行复查和全身体检。定期做颈动脉及椎动脉的超声检查可以观察斑块的大小和性质，并及时咨询医生的建议，便于调整药物以控制病情的发展。经过一系列全身检查，可以寻找病因、排除其他基础疾病。如果体检报告上显示颈动脉的内膜增厚或颈部血管斑块形成，则提示全身的动脉有粥样硬化的可能。颈动脉及椎动脉斑块的形成会增加中风的发病风险，尤其是超声显示低回声的软斑块，更容易导致中风，因为这些是不稳定的斑块，容易脱落。当出现严重的颈动脉狭窄时就需要请专科医生来评估，有可能需要做颈动脉内膜剥脱术或支架植入手术。

　　发现颈动脉及椎动脉有斑块时不用惊慌害怕，先了解斑块形成的原因和诱因，然后对可干预的危险因素进行严格管理，控制影响斑块发展的病因和诱因，例如，改变不健康生活方式，戒烟、控制饮酒、减少摄入食物的热量和脂肪、增加体育锻炼减轻或控制体重。如果经过改善生活方式仍然控制不佳的时候，可以使用控制和减缓颈动脉斑块进展的药物，目前经临床研究证实有效的主要是他汀类降脂药物。

小场景

定期检查

管阿姨："医生，为了提前预防中风，我们平时应该定期做哪些检查来更好地了解自己的身体状况呢？"

常见的检查有如下几种：

➤ 血糖、尿糖测定：中风患者的治疗和预后，与其是否患有糖尿病关系很大。中风急性期随机血糖超过 11.1 毫摩尔 / 升，病死率相对血糖正常的患者要高。所以，即使以前没有糖尿病史，也应监测血糖和尿糖，血糖、尿糖的高低是医生确定治疗方案的重要依据。这是因为中风以后可以出现一过性的血糖升高，况且有的患者对自己过去有无糖尿病并不清楚。

➤ 血脂：血脂异常是动脉硬化的诱发因素之一，也是中风的危险因素之一，故应常规进行定期检查。

➤ 血液流变学检查：这是专门研究血液及其组成成分变形规律的检查。血液流变学的改变与中风的发生、预后都有密切关系，大部分中风患者的全血黏度、血浆黏度、血细胞比容纤维蛋白原和血小板聚集率都有不同程度的升高。通俗地说，就是"血液太黏稠了"。因此，中风患者定期检查血液流变学指标是有必要的。

➤ 头颅 CT：在中风发病的急性期，头颅 CT 检查主要是用于对出血性中风诊断或排除。但需要注意的是缺血性中风的病灶在发病 24～48 小时后才能在头颅 CT 显示清楚，所以根据病情需要，最好在中风发病 24～48 小时后再一次复查头颅 CT，进行前后比较。

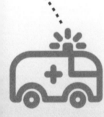

➤ 头颅 MRI：这对中风的诊断和鉴别诊断是非常有帮助的。但是与 CT 相比，MRI 有其优缺点。优点在于无 X 线的辐射效应，对人体没有辐射的危害，且层次清楚，分辨率高，比 CT 的图像更清晰和精确。其缺点一是价格昂贵，相应的检查费用也高；二是安装起搏器、有金属植入的患者有的 MRI 检查不能做；三是成像时间较长。

➤ 数字减影血管造影（DSA）：对动脉瘤、动静脉畸形、烟雾病等血管方面的诊断有重要意义。虽然它是一种有创性检查，但在直观显示血管结构的同时，还可以进行介入性治疗，随着医学的发展，数字减影血管造影今后会更加普及。

➤ 脑脊液检查：检查脑脊液对于明确中风的性质具有重要的意义，尤其诊断蛛网膜下腔出血具有特异性，但随着更先进的检查手段如 CT、MRI 等的应用，脑脊液检查不再成为中风的必要诊断手段，但是对于某些疾病难以诊断的时候，脑脊液检查也是必需的。

➤ 其他辅助检查：除上述检查外，经颅多普勒超声、微栓子检测、脑电图、超声心动图、梅毒血清试验、人类免疫缺陷病毒检测、基因诊断等，对中风的病因诊断也有不同程度的参考价值。

小场景

活动结束

　　看到医生回答了很多问题，连水都顾不上喝，声音也有些沙哑，大家都觉得不好意思，管阿姨不愧为社区居委会主任，说了句"好了好了，今天就到这里吧，大家各自回去吧，以后我们街道还会定期组织专家来举办咨询活动的，今天就到这儿吧！"大家听到这里一起为专家们鼓掌，欢送他们离开现场。樊大妈、唐奶奶、杨叔三人满意地回家了。

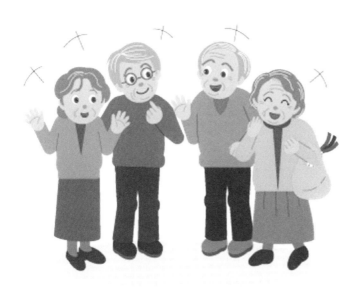

图 17　开心回家

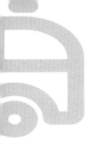

第三章

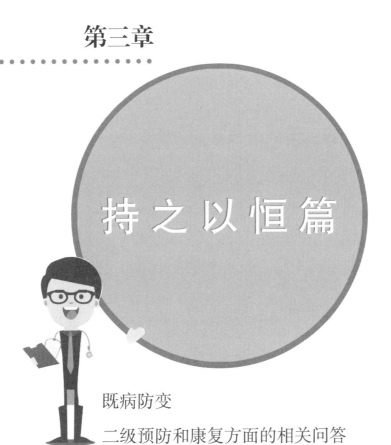

持之以恒篇

既病防变
二级预防和康复方面的相关问答

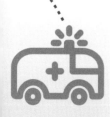

场景三

　　高大爷出院后又可以出来和大家一起跳广场舞了，大家每天跳跳舞、唱唱歌、聊聊天，悠闲极了。高大爷觉得自己又能跳又能唱，甚是愉快，很多事情也忘记去做了。一转眼好几个月过去了，社区居民度过了一个暖冬，又迎来了一个和风细雨的春天。

　　阳春三月的某个上午，高大爷在买菜的时候和小商铺的店主发生了口角，争执之后他回家倒头就睡，气得午饭也没吃，下午四点半醒来的时候发现右手右脚麻木了，而且口齿也有点不清，怀疑是不是又中风了，这时候自己还能走路，赶紧打电话给女儿，同时自己也打了120急救电话，半个小时后女儿赶到家，此时高大爷的言语更加含糊，右手右脚完全不能抬起，120救护车也赶到了现场，大家将高大爷一起送进了医院急诊室……

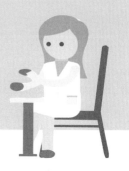

小场景

入院第一天

高大爷又被送进了急诊抢救室，接受了头颅 CT、心电图、血液化验等检查。回想起上次的住院经历，高大爷的女儿主动要求医生马上给高大爷溶栓，但是医生拒绝了，医生说这次中风面积太大，时间窗不确定，不可以溶栓，这是怎么回事？

关于脑卒中的溶栓，有着严格的适应证和禁忌证，每个医院的急诊溶栓团队会判断患者是否符合溶栓条件，静脉溶栓适应证的首要条件就是发病的时间窗在 4.5 小时内。因为脑卒中是由于脑的供血动脉突然堵塞而造成，大脑对于缺血缺氧非常敏感。脑梗死造成局部供血障碍，在血流完全中断的缺血核心区，脑细胞在几分钟内就开始坏死。在周围的缺血区，若不及时恢复血流，脑细胞在几小时内就会不可逆地走向死亡，因此尽早恢复大脑的血流十分重要。而超过了规定的时间窗再进行静脉溶栓，不仅无益于病情的恢复，还会徒增出血、再栓塞等风险，所以像高大爷这样发病时间不详的患者是不予溶栓治疗的。静脉溶栓的其他适应证还包括：年龄介于 18～80 岁；头颅 CT 检查考虑缺血性脑卒中，并存在神经功能缺损，也就是前文提到的国际通用的"FAST"口诀——"言语含糊嘴歪斜，胳膊不抬医院奔"；再者溶栓必须征得患者及其家属的知情同意。在此需要特别提醒广大读者，很多患者由于对脑卒中的症状认识不够，当他们出现某些神经功能缺损的症状时，往往寄希望于"休息一下""睡一觉就好了"，没有第

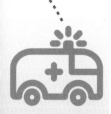

一时间就诊或过于担心溶栓风险，从而错失了最佳治疗时机。

　　当然，并非所有符合适应证的患者都能接受溶栓治疗，病情严重的脑卒中也是溶栓禁忌证之一。由于头颅 CT 在脑卒中发生的前 24 小时往往不能显示责任病灶，因此这项检查的意义在于帮助医生快速区分缺血性脑卒中（脑梗死）和出血性脑卒中（脑出血）。也正因为头颅 CT 通常无法帮助医生判断患者的病情程度，于是溶栓团队会使用一种叫 NIHSS 评分的量表，它可以辅助用于急诊脑梗死的溶栓治疗判断，这个量表的评分范围为 0～42 分，分数越高，神经功能受损越严重，换句话说就是病情越严重，一般当 NIHSS 评分大于 25 分就不适合溶栓了，而高大爷的 NIHSS 评分已经超过了这个上限，因此只能选择其他的药物治疗了。

Q　中风后一直服用药物，为什么还会复发呢?

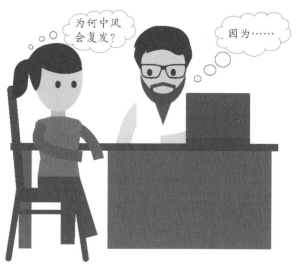

图 18　医解"中风复发"

　　首次中风后的半年内最易复发，坚持药物治疗的确是预防中风复发的关键，患者应根据自己的病情在医生的指导下制定一个长期的药物治疗方案。对于没有抗血小板药物禁忌证的患者来说，一旦发生了动脉粥样硬化性脑梗死，就需要长期甚至终身服用抗血小板聚集药物。阿司匹林是预防和治疗缺血性脑卒中经典的抗血小板聚集药物，然而许多患者虽然一直坚持服用阿司匹林，但中风还是复发了。这是因为一方面造成脑梗死的危险因素有很多，例如高血压、糖尿病、高脂血症、高同型半胱氨酸、房颤、吸烟、饮酒等，患者可能存在某些未积极控制好的危险因素；另一方面，患者可能存在着"阿司匹林抵抗"，换言之，阿司匹林对这些患者没有效果。通常在某些具备一定条件的医院，医生会通过弹力血栓图来检测患者是否存在抵抗，如果存在抵抗，可采取以下对策：（1）更换用其他抗血小板药，如氯吡格雷。（2）阿司匹林联合其他抗血小板聚集药物。（3）避免与布洛芬等非甾体消炎药合用，并适当加大阿司匹林剂量。

　　在坚持服药的同时，需要定期复查，建议患者每3个月复查血脂、肝功能、同型半胱氨酸、血糖等。对于长期口服他汀类药物的患者，定期复查肝功能、肌酸激酶尤为重要。每3～6个月复查颈动脉超声，判断血管的斑块情况及狭窄程度。此外，生活方式的转变对患者来说也尤为重要，除了戒除烟酒外，平时起居要有规律，避免过度劳累，尽可能保持情绪的平和；注意控制体重，适当锻炼，建议身体条件许可的患者选择快步走、太极拳、慢跑、骑自行车等有氧运动，每周3～4次，每次持续40分钟左右；在饮食方面要保持营养均衡，以摄入低盐、低脂肪食物为主，多食用水果、谷物、蔬菜等，建议每日摄入新鲜蔬菜400～500克、水果100克、肉类50～100克、鱼虾类50克、奶类250克、食用油20～25克，蛋类每周3～4个，少吃糖类和甜食。

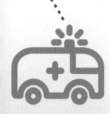

小场景

回　忆

　　回想起来的确如此，高大爷女儿依稀记得最后一次陪高大爷复诊还是去年12月份的事情，之后自己也忙于工作，忽略了门诊随访复诊的事情了，"医生，要防止中风复发，平时还要注意哪些问题呢？"

Q　为什么中风的二级预防很重要？

　　中风患者的复发率还是比较高的，如果不积极做好二级预防，再发中风可能比第一次发作程度更加严重，致残率与致死率也更高，因此做好二级预防，防止中风复发是一件极其重要的事情，必须要引起重视。

　　首先像高大爷这种中风好转出院后不定期随访复诊的患者临床上并不少见，归纳起来主要反映了两个问题：一是自己本身对这个疾病不了解，不知晓中风再发的风险及概率；二是对自己身体健康不够重视，依从性比较差。有时候老年人由于各种原因会忽视自己身体发出的异常信号，甚至有些老年患者为了不给儿女添麻烦，就算有身体不适也选择大事化小、小事化了。但是作为子女，一定要提醒他们注意以下几点：

　　➢ 定期随访复查。除了门诊复诊配药以外，建议每隔3个月复查 1 次危险因素的指标，比如血脂、血糖、同型半胱氨酸等；警惕中风复发的信号。如果突然出现偏身肢体麻木乏力、言语含糊、头晕、进食呛咳等症状，及时就诊。

➢ 要积极治疗基础疾病。如高大爷的"三高"都是中风发病和复发的高危因素，并且坚持服用预防脑梗死再发的药物，如抗血小板聚集药物阿司匹林等。高大爷合并有房颤，原本在医生的指导下使用华法林治疗的，需要定期监测凝血功能 INR 指标，高大爷怕麻烦，自行换成了阿司匹林。同时生活起居要规律，远离烟酒等不良嗜好，合理饮食，科学锻炼。

➢ 除了控制基础疾病，还要保持乐观积极的心情，努力克服悲观失望等不良情绪。因为有很大一部分中风患者，尤其中风后遗留肢体障碍甚至生活不能自理的患者会有比较大的心理落差，家属要时时开导，传递积极乐观的情绪给患者，切不可一同唉声叹气，要鼓励患者积极康复，在身体条件允许的情况下，多多锻炼，融入集体。悲观失望不可取，同时还要避免大喜大怒等不良情绪对血压和心率的影响。高大爷此次发病，就跟情绪有很大的关系。平素容易发怒，会导致血压升高，血压控制不好，波动太大，又给再次中风埋下了隐患。因此，还是要控制

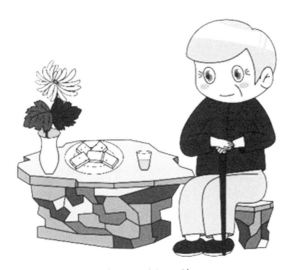

图 19 放松心情

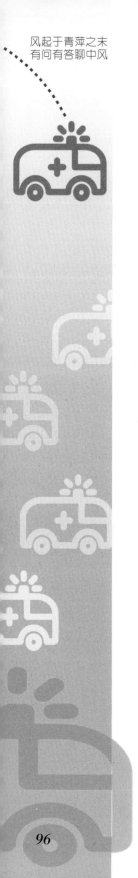

好自己的情绪，生气时给自己个暗示，或者数123，让不良情绪随风而散。平常也可以听听舒缓音乐，陶冶情操，告诉自己戒骄戒躁。

➤ 注意饮食。中风患者康复期宜以清淡、少油腻、易消化的柔软平衡膳食为主，饮食中应适当增加蛋白质，常吃些蛋白、瘦肉、鱼类、豆类及豆制品以供给身体所需要的氨基酸。适当饮用牛奶，牛奶中含有牛奶因子和乳清酸，能够抑制体内胆固醇的合成，降低血脂及胆固醇水平。此外，平时还应多吃新鲜的水果和蔬菜。

如果做到了上述几点，相信高大爷中风再发的风险会降低很多。

小场景

入院第二天

高大爷讲话仍然含糊不清，右手右脚不能活动，医生查房后安排了康复科会诊，高大爷心想，"我刚病倒，半边身体还不能动，需要休息静养，为什么还要让我做康复治疗？"

给高大爷做康复治疗的目标主要是针对中风发生以后遗留的半身不遂、言语障碍等症状采取有效的措施，使其尽可能恢复正常的生活和工作能力，提高患者的生活质量，使其重新融入社会生活。中风患者只要神志清楚，生命体征平稳，1～2 天后便可开始行康复治疗，越早康复对后期的功能恢复效果越好，俗话说"打铁要趁热"就是这个道理。因此中风患者必须争取早期康复治疗，一般发病后半年以内，尤其是 3 个月内是康复治疗的最佳时

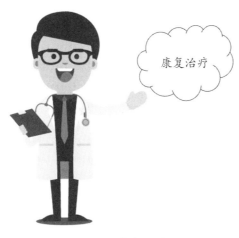

康复治疗

图 20　康复治疗

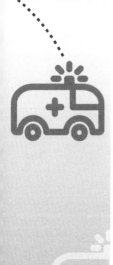

机，越早康复越有好处。但对于发病后半年以上的中风患者，如果康复措施得当，虽然康复效果会大打折扣，但也是会有不同程度的恢复。所以说，中风后的康复治疗是一个漫长的过程，需要中风患者及家属在康复医生指导下共同努力去完成。抓住早期康复的时机，在医生及康复师的指导下充分发挥主观能动性，争取早日提高患者的生活质量。像高大爷目前的情况，神志清楚，生命体征平稳，就可以开始请康复科医生进行综合评估，尽快安排中风后的康复治疗项目了。但是在康复过程中要注意循序渐进，安排合理的锻炼强度，听从康复医生的安排，不能为了尽快恢复，自行盲目加大锻炼强度，造成不必要的运动损伤，正如"欲速则不达"所言之意。

Q 中风后口齿不清的康复方法有哪些?

讲话口齿不清是中风常见的表现之一，轻则能讲或理解缓慢表达的短语，重则只能讲或理解单词，更甚者完全丧失语言沟通能力，医学术语叫做言语功能障碍，可分为失语症和构音障碍两种。失语症是由于大脑的语言中枢受损引起，表现为对语言的理解和表达能力丧失；构音障碍是由于发音器官的神经、肌肉发生了病变，造成发音时的运动失调，不能完成准确的音、调、语速，造成尽管患者对言语的交流有正确的理解，但不能通过口语来表达。有些患者家属对于患者偏瘫的康复很重视，但对言语的障碍却不怎么在意。殊不知，语言障碍使得患者表达困难，也难理解别人，进而会产生自卑、消极的心态。这也是为什么失语症患者比一般中风患者得抑郁症的概率高很多的原因。

如上所述，当中风患者出现语言上的问题，建议早期进行正规的语言训练。同时，语言障碍的恢复也是一个长期缓慢的过程，有些患者刚发病时完全丧失了说话的能力，但经过 2 个月的训练可以说一些简单词语，3 个月的时候就可以说一些简单的句子，半年左右已经可以进行一些简单的对话和交流。一般来说，中、重度的言语功能障碍往往需要 2 年以上的正规康复性训练，才能有较好的恢复。因此家属要鼓励患者树立信心，做好长期锻炼的心理准备，同时不要怕出丑，平时多听，敢于开口交流。语言的康复训练要遵循循序渐进的原则，从听、说、读、写多方面进行训练，由简到繁、由短到长、由词到句、由短句到长句等。家属也要培养自己的耐心，努力理解患者的手势、表情，从而了解患者的诉求。在言语表达的练习中，先进行舌肌、面肌、软腭和声带运动的练习，以使语言肌肉的功能得以恢复。对于完全性失语的患者应先训练用喉部发"啊"声，或咳嗽、用嘴吹火柴诱导发音，再逐字练习，先单音、单声，到数数、常用字、常用词、短句，继而再到生活用语等，家属还需要帮助患者及时纠正不正确的发音。在让患者练习"说"的同时，还应增强其语言理解的能力，家属可以让患者听常用语的前半句，令其说后半句，或者听语指图，采用儿童学习时用的看图识字、看图说话进行练习，反复强化；还有一种刺激疗法，通过对各种感官的刺激来恢复语言功能，例如学习"橘子"这个词汇时，可以读写出"橘子"，向患者展示"橘子"，让其品尝"橘子"，通过多感官的重复刺激对患者进行语言的锻炼。除此之外，还可配合针灸、推拿等促进语言的恢复。

Q 同是中风患者，为什么康复治疗的项目不一样？

患者的康复方案首先要经过康复医生的康复评定，它是通过客观地评价患者功能障碍的性质、部位、严重程度、发展趋

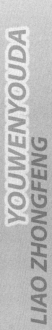

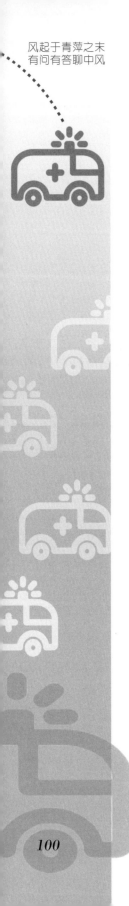

势、预后和转归，明确患者功能障碍的种类，并安排对应的康复治疗项目和计划。随后具有专业知识和技能的物理治疗和作业治疗师通过执行康复方案，最大限度地帮助中风患者完成在心理状态、行为、肢体力量等各方面的康复，尽可能地提高患者日常生活的自理能力。在康复治疗的早期，康复医生可以帮助患者预防关节、肌肉、韧带等的继发损害或废用性萎缩；纠正患者的不正确动作，根据患者的需要辅以矫形及支具训练等。在治疗过程中，康复医生还能根据患者的康复情况调整治疗方案，例如，在患者掌握了简单的日常生活技能后，训练的重点可调整为增强肌肉的力量。

中风患者病情稳定是进行正规程序化康复的首要条件。其他适应证包括：具有一定的认知功能，可以完成学习活动；具有一定的交流能力，可以和治疗师完成交流性活动；具有维持主动性康复治疗活动的最基本体力。最基本体力是指清晨、清醒、卧床状态下，人体维持基本功能所需要的体力或能量。基本体力是指患者能够进入康复治疗阶段所具有的最少体力，通常指在辅助下保持坐位不少于1小时。像高大爷这样的患者，由于脑梗死面积比较大，血压较高，还需要卧床，所以暂时还不适合去康复科进行康复锻炼。高大爷现在能做的康复内容是保持正确的卧姿，这也是当前最重要的康复项目，一般建议患者多采用健侧卧位，注意保护患肢，随着病情逐渐稳定，可以让患者练习翻身等动作，进行床旁康复。

中风偏瘫患者在进行康复治疗时应注意下列几个问题：

➢ 切勿锻炼过度。锻炼的强度越大，越容易引起疲劳不适，甚至出现损伤，使患者产生逃避抵触的情绪。

➢ 尽可能预防锻炼过程中的损伤，锻炼前需要做好充分的准备活动，锻炼时应有专人在旁边进行保护。

➢ 康复锻炼须按规定的时间进行，不应随意中断。

➢ 要全面兼顾各关节、肌肉以及各自不同功能。

➢ 康复锻炼最好有记录，家属可帮助患者进行比较、分析，总结评价患者的锻炼效果，从中得出改进锻炼的有效方法。

小场景

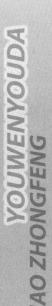

查 房

　　查房时医生将这两天做的检查报告和高大爷的女儿反馈了一下，这次高大爷的复发和他情绪波动、不按医嘱吃药、不定期复查等多个因素有密切的关系，他女儿问医生："医生，房颤患者中风后，一定要用华法林治疗吗？听说用华法林要一直去验血，还有很多需要注意的地方，可是我们对此一点也不了解，也不想经常去验血，有没有其他的办法呢？"

　　房颤是中风的独立危险因素之一，房颤患者服用华法林能够有效地防治中风。从理论上来说，如果没有特别的禁忌证，由心脏疾病导致的中风大部分推荐抗凝治疗。但是抗凝药也是一把双刃剑，在抗凝的同时也可能导致出血风险的增高，所以医生会采用一个名为"CHADS2"的量表进行评估，当患者达到一定分数时就必须使用抗凝药物进行治疗了。

　　华法林是当前全球应用最为广泛的口服抗凝药，疗效确切且价格低廉，性价比高，其在抗凝治疗中的地位无可替代。但是华法林对有效治疗剂量的要求非常苛刻，剂量稍微大一点儿会引起出血，早期可表现为皮肤瘀斑、牙龈出血、鼻出血、伤口渗血、月经过多等，严重时可导致眼底出血和颅内出血，危及生命；用药剂量稍微少一点，就达不到有效的抗凝作用，所以服用华法林相对比较"麻烦"，需要频繁验血并随之调整剂量，这也导致了华法林抗凝治疗的比例相对较低。服用华法林后关注剂量调整及凝

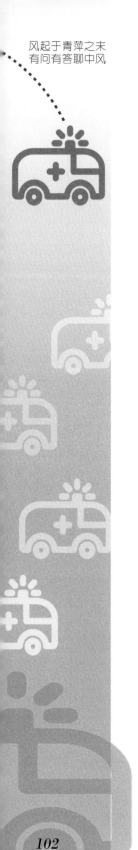

血功能，重中之重是定期查凝血功能中一个关键的指标——INR，即国际标准化比值，健康成年人 INR 值大约为 1.0，其值越高，血液凝固所需时间越长。华法林抗凝的最佳剂量是将 INR 维持在 2～3。

关于服用华法林的注意事项，除了定期查凝血功能外，还需要注意食物和药物对它的影响。有些药物能对肝脏内华法林的代谢酶产生影响，从而增强或者减弱华法林的药效。比如磺胺类药物、阿司匹林等会增强华法林的抗凝作用，而口服避孕药、镇静催眠药则会降低其药效。

有的中草药也会干扰华法林的疗效，可提高华法林疗效的中药有丹参、当归、银杏、黄连、黄柏等。同样有些中药可减弱华法林的作用，如人参、西洋参等。

食物对华法林也有较大的影响，有的食物可增强华法林的效果，如富含维生素 K 的食物，酸奶酪、猪肝、蛋黄、稞麦、豆类、胡萝卜、西红柿、红花油、大豆油、鱼肝油、海藻类、西兰花、青椒、大蒜、生姜、花菜、绿叶蔬菜（菠菜、油菜、生菜、包心菜、紫花苜蓿）以及梨、苹果、桃、橘子等。其中，每 100 克蔬菜中维生素 K 含量为：菠菜 380 毫克、深绿叶生菜 315 毫克，包心菜 145 毫克。大蒜、木瓜均可延长血液凝固所需时间，应引起注意。虽然富含维生素 K 或能干扰维生素 K 合成的食物均可影响华法林的疗效，但这并不意味着患者需彻底避免食用这些食物，而是需要在维持饮食相对平衡的前提下，注意适当减少摄入富含维生素 K 的食物，更不必过于限制维生素 K 含量高的蔬菜的摄入，毕竟蔬菜、水果可以提供其他营养成分，对整个机体的健康是必要的。

华法林的服用时间应固定。如漏服华法林，应在忘记服药后 4 小时内补服；若超过 4 小时，则不应补服，第 2 天继续正常用药即可。不能因为忘记服药而在第 2 天加倍用药。如果漏服数天，必须按照重新开始服药处理，且必须立即复查凝血指标，并在随后数天定期复查，直至达到治疗目标。

正因为华法林存在种种不足，所以新型口服抗凝药应运而生，现在已经上市的新型抗凝药主要有两类：一类是凝血酶直接抑制剂，以达比加群为代表；另一类是 Xa 因子抑制剂，代表药物有利伐沙斑、阿哌沙斑、依度沙斑等。这些药物服用方便，因其剂量固定、无须频繁监测凝血指标、药物食物相互作用少、出血风险小等优点逐渐受到临床青睐。当然对于无法接受华法林治疗的患者来说，必须在医生的建议下，方可选择服用阿司匹林，或者联合氯吡格雷抗血小板聚集进行治疗。

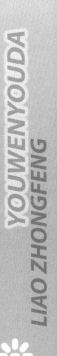

YOUWENYOUDA
LIAO ZHONGFENG

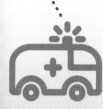

小场景

入院第三天

今天神经内科主任查房，高大爷的女儿已经准备了很多问题，期望得到解答，她很沮丧地问主任："医生，我父亲这次住院已经3天了，为什么手脚还是不能动？我们已经用了最好的药物在治疗，什么时候可以恢复啊？"

要回答这个问题，首先来了解一下高大爷偏瘫的原因。人的脑组织对缺血缺氧性损害十分敏感。当脑细胞缺血缺氧一定时间后就会出现不可逆的死亡，如果脑细胞死亡的地方是大脑的运动中枢，那么患者就会出现偏瘫；如果大脑的语言中枢受到损害，就会表现为语言功能的障碍；如果大脑的某些特定脑叶受损，会出现精神异常；而多部位受损就会出现脑部多个功能的丧失，甚至导致痴呆。并且已死脑细胞周围的半暗带区会出现脑水肿，如果不及时处理，周围的脑细胞也将走向死亡。另外，与人体皮肤细胞不同，脑细胞没有再生的能力，也就是说"死一个就少一个"，死亡的脑细胞的功能是不能恢复的。

在了解了上述情况后，再来了解一下高大爷女儿说的"最好的药物"。脑梗死急性期常用的药物主要有以下几类：抗血小板聚集、抗凝、调节血脂、脑保护剂、中药等，高大爷女儿说的"最好的药物"是指脑保护剂，它能提高脑细胞对缺血、缺氧的耐受力，拯救那些已死细胞周围水肿区域的垂死挣扎的细胞，减少脑细胞损害，改善微循环，使受损的部分功能得到代偿恢复，降低致残程度。但是，脑保护剂无法使已死的脑细胞起死回生，所以请记住一点，对于脑梗死患者的恢复，不要幻想寄希望于某种"一用就好"的药物，主动的康复锻炼远比被动的打针、服药有效。

有些患者在早期的治疗中，对康复治疗存在着不少认识上的误区，例如有一部分患者及家属认为康复是后期的工作，是可有可无的，只有待患者神志清醒，能够起坐、进食后才能开始康复。其实偏瘫的康复宜尽早开始，在患者生命体征平稳、症状不再进展的情况下，就可以进行床边康复治疗了。有一些患者发病后变得敏感而脆弱，表现为对医生和家属的过分依赖，缺乏康复训练的主动性，认为医生的推拿、针灸或家人按摩才是治疗，自身的主动训练是没用的。其实对中风患者而言，主动训练的疗效远比被动治疗要好。还有一些患者家属认为，康复是医生的事，只要患者在医院接受治疗就万事大吉了，与家属关系不大，其实在偏瘫患者的康复过程中，家属担当着一个十分重要的角色，来自家庭的支持对患者是一种莫大的心理安慰，并且患者的穿衣、进食、如厕等日常生活能力的训练在家庭中进行也是极有效果的。

总之，现今尚没有能治愈中风瘫痪的特效药。中风所致的偏瘫是因脑血管破裂或堵塞导致脑组织不同程度受损，到目前为止还没有一种药物被证实能彻底治愈中风瘫痪，中风患者及其家属切不可轻信别人所谓的"特效药"。患者应通过以早期康复为主的综合治疗来达到肢体康复的目的，最大限度地恢复生活自理能力，提高生活质量。

Q 系统治疗后，中风还会进展吗？

对已经发生过脑卒中的患者，采取一切必要的方法和措施，预防其再次发作，医学上称为二级预防。通常包括两个方面，一个是控制危险因素，另一个是可靠持续的药物治疗。只有坚持二

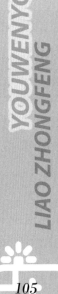

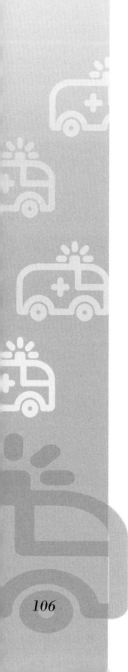

级预防才能够有效地针对病因进行治疗，尽可能降低其复发率。脑卒中二级预防应着重注意下列几个方面：

➢ 坚持服用抗栓药物：例如阿司匹林、氯吡格雷等药物，能够抗血小板聚集，预防血栓的形成。从临床上看，每天常规服用对防止脑卒中的复发具有一定的作用。

➢ 服用调节血脂药物：血脂异常使得血液黏稠，血流缓慢，供应脑的血液量减少，另一方面损伤血管内皮，沉积在血管壁形成粥样硬化斑块，直接导致心脑血管疾病的发生和发展。已罹患脑卒中的患者建议将低密度脂蛋白胆固醇控制在 1.8 毫摩尔 / 升以下，可能二级预防更为有效。

➢ 合理使用降压药物：高血压是动脉硬化的一大危险因素。高血压可加快加重动脉硬化发展的速度和程度，血压越高脑卒中的复发机会越大，有效地降压治疗可预防脑血管病的复发。一般来说血压应控制在 140/90 毫米汞柱以下。

➢ 控制糖尿病：脑卒中患者中 60%～70% 存在糖尿病或糖代谢异常，还常伴有动脉硬化、高血脂等病。血液内葡萄糖含量增多也会使血黏度和凝固性增高，容易造成脑卒中复发。所以应当严格控制血糖水平，必要时采用降糖药物治疗。

➢ 戒烟限酒：香烟中含三千多种有害物质，尼古丁吸入人体内能刺激植物神经，使血管痉挛，血压升高；酒精过量亦可使心跳加快，血压升高，血中胆固醇增加，从而加速动脉硬化。所以，戒烟限酒对脑卒中的二级预防非常重要。

➢ 积极运动：适当的锻炼可增加脂肪消耗，减少体内胆固醇沉积，提高胰岛素敏感性，对预防肥胖、控制体重、增加循环功能、调整血脂和降低血压、减少血栓形成均有益处，是防治脑卒中的积极措施。需要注意的是可以进行慢跑、散步、骑自行车、打太极拳等有氧运动，但不宜做剧烈的运动，如快跑、登山等。

➢ 合理饮食，控制体重：进食量与体力活动要平衡，保持适宜体重。宜清淡少盐、少糖膳食，食盐量控制在每天 6 克以内。

对遗留后遗症的患者，应通过长期的康复训练指导等措施，进一步减轻残疾程度，逐渐提高患者的生存质量和社会适应能力，同时要做好预防复发的工作。常见的功能障碍有偏身感觉障碍、偏身运动障碍、偏盲，可以合并吞咽障碍、交流障碍、认知障碍、情绪障碍等。应努力减少残疾和残障给个人、家庭和社会所造成的影响，主要措施包括：康复医疗，如各种运动治疗、作业治疗、心理治疗、语言治疗等，以及轮椅和其他辅助器具的使用、教育康复、职业康复、社会康复等。

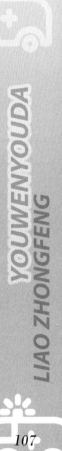

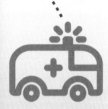

小场景

房颤释疑

护士长来病房告诉大家，明天下午病区会组织中风护理康复专题解答，高大爷兴致勃勃地叫女儿一定要参加。

中午时分，热心的樊大妈来医院探望高大爷，樊大妈告诉高大爷上次专家咨询的事情，说老年人房颤需要服用华法林治疗，问高大爷服用了没，高大爷含含糊糊地说目前没服用，然后怀疑自己是不是没有得到正规治疗，樊大妈就替高大爷去医生办公室问医生："为什么这次没有给高大爷服用华法林啊？"

华法林作为一种抗凝药物，在抗凝的同时也会增加出血的风险，所以其抗凝时机要考虑脑卒中病灶的大小和严重程度。通常来说，如果是短暂性一过性的缺血，一般1天内可以抗凝；非致残性的小面积脑梗死，应该在3天后抗凝；而中度面积的脑梗死在5～6天后使用；而大面积脑梗死，因其存在较高的脑出血风险，所以一般建议至少等待2～3周才用华法林，其他建议延后服药的情况还包括未控制的高血压、其他出血倾向以及脑梗死开始的影像学就显示出血的情况等。简而言之，对大部分合并有房颤的脑梗死患者来说，发病2周内就可以开始服用华法林，但大面积脑梗死的具有高风险出血转化的患者服药时间有理由延后至2周。此外，由于华法林的抗凝作用根据其不同剂量，通常在2～7天后起效，所以在初始用药时，需要联合肝素叠加使用4～5天，待患者凝血功能中的INR达标后2天停用肝素。

Q 中风患者的饮食该注意什么？

饮食失调、结构不合理、饮食方式不健康是脑血管病发生的重要原因之一，如烟酒无度、暴饮暴食、偏食肥甘厚腻等。中风患者的饮食要遵循以下一些建议：

➤ 限制动物脂肪摄入，不食或少食动物内脏，如猪油、牛油、奶油、蛋黄、鱼子等，这些食物中所含的饱和脂肪酸可增加血液中胆固醇和甘油三酯的浓度，导致动脉硬化。尽量用植物油炒菜，更推荐橄榄油。

➤ 低盐饮食。已经反复提醒了很多次，每日盐的摄入量要低于 6 克。这里请大家不要忽略酱油、咸菜、酱菜、咸鸭蛋、盐水鸭等食物里面都是含有盐分的，这些也都应该算在每天食盐总摄入量的范围之内。因为食盐中含有大量的钠离子，人体摄入钠过多可引起水钠潴留，加重心脏负担，引起血压升高，对中风患者不利。

➤ 饮食中要保证蛋白质的合理摄入，尤其是优质蛋白质，如蛋白、瘦肉、鱼类、各种豆类及豆制品，以供给人体所必需的氨基酸。建议每天一杯牛奶或酸奶，其可以抑制体内胆固醇的合成，降低血脂及胆固醇的含量。

➤ 多食新鲜蔬菜和水果。但是，如果有糖尿病的人群，甜的水果要谨慎食用。

➤ 可适当多吃些含碘量丰富的食物，如海带、紫菜、虾米等，碘可减少胆固醇在动脉壁的沉积，防止动脉硬化发生。但是，有甲状腺功能异常的人群要谨慎食用这类食物。

➤ 发病期间禁食兴奋神经系统的食物，如酒、浓茶、咖啡和刺激性的调味品（辣椒、花椒、芥末等）。

➤ 及时补充水分，每天 1 500～2 000 毫升，饮水过少可导致人体血液浓缩或黏稠，诱发脑血栓形成。

➤ 戒除烟酒。吸烟不仅是肺癌的危险因素也是脑卒中的危险

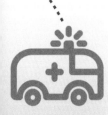

因素之一，强烈建议戒烟，千万不要酗酒。

➤ 忌暴饮暴食，宜少量多餐。需要提醒的是中风后的鼻饲患者，更要防止一次进食过多导致食物反流引起误吸、吸入性肺炎等的发生。

➤ 推荐食用含粗纤维多的食物，如各种杂粮、芹菜、韭菜、黄豆芽、茄子、海带等，促进胃肠道蠕动，减少便秘的发生。如果患者还合并有其他疾病，需咨询相关专业医生做进一步的饮食指导。

Q 如何安抚中风患者的情绪？

中风对于患者的精神打击是极大的，他们常常会因为中风而变得抑郁、焦虑。据统计，40%～70% 的中风患者都会或多或少地出现抑郁、焦虑、认知障碍、性格改变等问题。在中风的不同阶段，患者有着不同的心理特征，例如在发病初期，患者可出现心理应激，无法接受自己成为病患的角色，表现为紧张、焦虑，甚至是惊恐、愤怒等；在疾病中期，患者对病情的恢复往往抱有过高的期望，一旦无法达成目标，就容易产生失落和自卑的情绪，责怪家属和医生对其不关心，造成人际关系的紧张；再后来，患者在逐渐适应自己疾病状态的同时，常常会出现以自己为中心的心理，感情上变得易怒、消沉，有些患者甚至觉得拖累了家人而产生轻生的念头。这些问题如果家属和医生没有及时察觉和干预，不仅严重影响康复的效果，也明显降低患者的生存质量。故在此过程中，家属不仅要重视患者肢体功能的康复，还要充分考虑患者的心理和认知上的问题。

对于中风患者的心理护理，具体方法包括以下几方面：

➤ 心理咨询：对中风患者应常规做心理咨询和心理量表评定，建立良好的医患关系，了解患者的想法，帮助患者树立战胜疾病的信心，鼓励其信任医护人员，积极配合治疗。

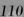

➤ 情感支持：通过暗示、鼓励、举例等方法"正能量"地讲解疾病的发展过程，让患者认识到经过医患的共同努力是可以得到好转。让患者了解今后的治疗策略，积极配合治疗，使残疾性降到最低水平，并且鼓励其积极主动与家人和医生多沟通。

➤ 康复治疗：帮助患者被动运动、主动训练，促进肢体功能恢复，使他们最大程度恢复日常生活的能力。对于那些偏瘫的患者，多数卧床需要他人照顾，但是这并不代表完全服从和被指挥，不要粗鲁地指挥患者，这样会伤其自尊心，使其感到压抑，影响治疗效果。照顾患者时要有轻松愉快的表情，减轻患者的心理压力，并努力培养患者参加康复的主动性，使患者把自己变成康复治疗的主体，尽可能调动全身的能动性，教患者学会锻炼的方法，主动思考，提出建议，不断提高治疗效果。

➤ 放松疗法：如果患者存在过分焦虑紧张的情绪，可采取放松疗法，例如聆听音乐、聊天，释放情绪。对患者的发怒、不合理的要求，不要过分责备，这也是患者抒发内心压抑的一种方式，应尽量让其负面情绪得到释放，但是凡事都有度，适可而止，不可过激和过极。同时鼓励患者在病情稳定之后，适当地做一些锻炼，培养兴趣爱好，有规律地生活，学会自娱自乐。

➤ 药物治疗：如果患者存在较为严重的抑郁、焦虑等情绪障碍，上述这些手段无效的情况下，建议家属带患者一起前往心理科或精神卫生中心进一步就诊，必要时采取抗焦虑、抗抑郁的药物治疗。

Q 中风患者的血压偏高需要及时服用降压药吗？

确实很多患者及其家属对这个问题都存在疑问。如果是一般的高血压患者血压高了，积极控制血压毋庸置疑。但高大爷正处于脑卒中急性期，脑卒中的患者此刻通常脑血容量灌注不足，血压偏高是机体的应激反应，如果此时血压升高就盲目降压，血管内压力过低，就像水泵缺少了动力一样，不能将血液输送到脑子里，脑细胞缺少血液的供应会加重脑卒中的症状。此外，脑卒中急性期过度降血压会导致全脑低灌注或脑白质疏松，这也是脑卒中后痴呆发生的原因之一，甚至有的患者还会继发出现分水岭性脑梗死。因此，脑卒中急性期降压需平缓，无其他特殊情况，血压水平一般不宜过低，也不主张降得过快。

目前临床研究表明，急性缺血性脑卒中早期，通常在1周以内，血压可以略高于正常，一般将血压控制在收缩压≤185毫米汞柱或者舒张压≤110毫米汞柱是安全的；病情较轻时甚至可以降低至160/90毫米汞柱。所以此刻不主张给高大爷积极降血压，而是采用继续观察来监测高大爷的血压水平。如果高大爷的血压收缩压高于200毫米汞柱或舒张压高于110毫米汞柱，还是会建议给予降压治疗，但是降压速度不能过快。当然过了脑卒中的急性期还是需要把血压控制在正常范围，收缩压＜140毫米汞柱且舒张压＜90毫米汞柱。

小场景

入院第四天

今天高大爷觉得右脚可以轻微活动了，赶紧叫医生过来看，医生觉得的确是有所恢复，高大爷觉得增加康复的强度是不是能够恢复得快一点？

中风后康复程度并不都是越强越好，要循序渐进、有计划地进行。早期康复治疗的重点应放在减少并发症以及肢体的被动活动上，等患者病情稳定后，康复的重点逐渐转移到肢体的主动移动、行走等方面。一般来说，中风偏瘫患者的患肢恢复是有规律可循的，患者的运动功能恢复以头颅、躯干和大关节恢复相对较快，下肢运动功能恢复比上肢运动功能恢复早。肢体的运动功能恢复以先近端后远端的顺序出现，例如，一般上肢的运动功能恢复以肩关节的活动恢复为先，肘关节、腕关节逐渐恢复，而手指功能的恢复则相对较慢，其中拇指的功能恢复最慢。偏瘫患者进行康复时，应优先考虑下肢。半年后，当多数患者已经进入康复平台期时，康复重点应放在日常生活能力训练上，最大限度使患者恢复生活自理能力。在中风的康复治疗中，有一种作业治疗方法，包括功能训练、心理治疗、职业训练及日常生活训练等方面的作业疗法，其目的是使患者适应个人、家庭及社会生活。这项治疗在家中也容易完成，是最简单可行的康复训练。

中风患者的康复应遵循如下原则：

➢ 尽早开始，病情稳定后即可逐渐启动。

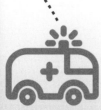

➤ 患者主动参与康复性治疗比被动性的吃药、打针、输液、针灸、推拿、按摩、理疗等效果要好得多。

➤ 开展预防性康复预防系统并发症，例如预防长期卧床不活动造成的"废用综合征"，与此同时，避免不正确训练造成的"误用综合征"。

➤ 发挥整体观念的优势，处理所有器官和脏器的问题，创造一个良好的康复"内环境"。处理好基础疾患、合并症、并发症等，减少康复训练的障碍。

➤ 中风的发病是从发病初的软瘫期逐渐过渡到硬瘫期或正常。在康复的过程中，同样要根据发病阶段的特点来采取不同的措施，做到中风康复的因时制宜。

➤ 在中风发病的不同时期需要按一定的康复程序进行，可以恢复和优先恢复的功能也不尽相同。可以借鉴康复的"程序性"或"技术性"的方法，使功能的恢复变得更加容易。

➤ 如病情需要可进行"强化性康复"，即每天训练时间不少于3个小时，训练量和强度要中等或稍强。因为康复的效果是与训练时间的长短和训练量的大小密切相关的，所以相对长的时间和适宜的强度可以保证康复的良好效果。

➤ 持之以恒的康复训练使大脑功能恢复的能力是终身存在的，只要利用得好就可以不断改善，激发潜能。而中风功能障碍的恢复往往需要很长的时间，因此从某种意义上说，中风的康复应当是"终身性的"，年龄大不是主要的障碍，贵在坚持，细水长流。

➤ 进行全面的康复管理不仅看病情是否稳定，更要看生活能否自理，能否恢复正常的社会参与，患者的生活质量是否得到了提高。

小场景

护理康复答疑

　　病房来了很多家属，大家都是冲着护士长昨天说的中风护理康复专题解答来的。很多出院的老病患也专程从家里赶来，今天护士长还请了康复科、营养科的医生一起来为大家解答。其他病床的家属问，"我老爸脑出血，医生让我们最好躺着别动，护士又要我们两个小时翻翻身、拍拍背，我们该怎么做？"

Q　脑出血患者的护理需要注意什么？

　　首先这两者并不冲突，对于脑出血的患者，医生告知其躺着不动，甚至有时候会交代要求患者绝对卧床，不可自行下床活动，就连大小便都要在床上解决，这是为了避免活动后诱发再次出血，加重病情。但长时间卧床，会导致诸多并发症的发生，如坠积性肺炎、下肢深静脉血栓、肌肉萎缩、压疮、骨质疏松、心肺功能减退等。护士强调要 2 小时左右翻身，主要就是为了预防这些并发症。长期卧床，局部皮肤长时间受压会导致压疮的出现，压疮感染会加重患者的病情，严重者甚至危及生命。因此要注意翻身，保持皮肤的清洁和干燥，避免压疮的发生。并且长期卧床易诱发肺部感染，对于病情稳定、痰多不易咳出的患者，应用祛痰药的同时也要加强翻身

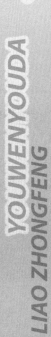

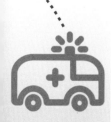

拍背，使痰液松动能够咳出，避免或减轻肺部感染程度。当然医生要求的绝对卧床也不是说一点都不能动，在脑出血急性期卧床静养的同时，头部可以轻轻左右活动，四肢也可以在床上小范围活动，但是频率也不用太多，平均1～2小时一次就可以，只是在活动的时候家属一定要注意避免过度搬动或抬高患者头部，患者要避免屏气和用力，尤其是解大便时切忌努责，如果大便不通畅要及时告知床位医生，给予润肠通便的药物口服，必要时使用开塞露通便，务必保证大便通畅。总结一句话就是，脑出血急性期要求患者绝对卧床静养的同时注意定时翻身避免压疮、肺部感染等并发症的发生。

Q 中风患者严重咳嗽咳痰时可以继续康复治疗吗？

这种情况康复治疗是需要暂缓的。中风患者病情稳定是进行正规程序化康复的首要条件，包括原发疾病、基础疾病、合并症、并发症等情况的稳定。病情不稳定主要包括：患者神经功能缺损与意识水平的波动，伴有心肌梗死、心律失常、心力衰竭或其他需立即治疗的威胁生命的疾病。这一系列病情的不稳定，都可能导致患者病情的加重甚至危及生命。所以当患者处于病情不稳定的情况下，临床治疗将病情控制稳定是最重要的，而此时康复治疗需要暂缓进行。某些中风患者如果出现严重咳嗽咳痰，可能已经合并了较为严重的肺部感染，此时的首要任务是控制感染，等感染控制了、病情稳定了再进一步进行康复治疗。

一般来说，中风患者如果合并下列情况，医生会建议暂缓康复锻炼和治疗：

➤ 中风急性进展，如持续脑出血，中风面积扩大，深度昏迷，血压过高，出现严重精神障碍等情况；

> 伴有严重心功能不全、肾功能不全，心绞痛、心律失常频繁发作，出现心肌梗死等状况；

> 合并感染发高烧，如肺炎等；

> 出现糖尿病急性并发症，如高渗昏迷、酮症酸中毒等。

Q 中风患者为什么站立时会足跟无法着地、肩膀疼痛、肘部伸不直?

中风患者进入恢复期后，经常可以看到类似情况的发生，如上肢不能伸，手指紧握在一起，脚和膝关节僵直不能弯曲，这就是医学上所说的关节挛缩。可以简单理解为脑损伤后肌肉失去了中枢的控制导致肌张力增高，就像弹簧失去了拉力会回缩在一起。为了防止这种情况的发生，家属可以帮助中风患者做被动运动，也就是说，家属要把患者的肩关节、肘关节、腕关节、髋关节、膝关节、踝关节尽量拉直再尽可能弯曲。这种运动每天进行 3～4 次，每次做 30 次左右。另外，平时要把患者的关节放到功能位，就是使肢体发挥最大功能的位置，比如手指呈半屈曲位置，双足与小腿保持 90°。这样坚持长期锻炼，可以缓解患者关节挛缩的发生。但是需要提醒家属，在帮助中风患者做被动运动过程中，动作要轻柔，要防止关节、肌肉、韧带的拉伤。

Q 中风患者的翻身护理有什么技巧?

大家都已经知道长期卧床要预防压疮等并发症，需要 2 小时

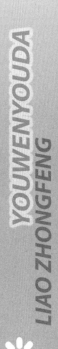

YOUWENYOUDA
LIAO ZHONGFENG

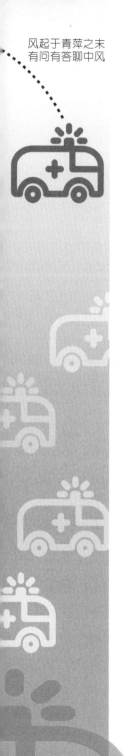

左右进行一次翻身，尤其是不能自主变化体位的患者，家属要协助其翻身。这种情况也不少见，家里只有老两口，儿女均不在身边，家里再有个中风长期瘫痪在床的老先生，老太太年龄也大了，单独一人帮助老先生翻身确实有些困难。

下面介绍一些单人协助翻身小技巧：

➢ 帮助患者仰卧位，双手放在腹部，使患者两腿屈膝。

➢ 先移动上半身：家属一手托住患者颈肩部，另一只手托住患者臀部，将患者的上半身向自己身体方向移动。

➢ 再移动下半身：家属一手托住患者的腘窝，另一只手托住患者双踝，将患者的下半身向自己身体方向移动（此时患者就已经完全靠近家属这一侧，同时空出另外一侧的床供患者翻身）。

➢ 协助侧翻：家属一手扶住患者的肩部，一手扶住患者的膝盖，将患者轻轻推向另一侧，此时患者的后背正对家属，在后背部放置"三角"软枕，使患者背部平行斜靠在软枕上，患者胸背部与床面形成 30° 左右的夹角。

➢ 调整体位：可以使患者双膝屈曲稍分开，两膝之间可以夹垫小软枕。

在翻身过程中一定要注意：

➢ 移动患者时千万不可拖、拉、拽，以免造成皮肤擦伤或者关节损伤、脱位等。

➢ 注意保暖，避免着凉。

➢ 翻身可按平卧位—右侧 30° 卧位—左侧 30° 卧位循环进行，平均 2 小时左右更换一次。

➢ 在翻身的过程中一定注意安全，防止发生坠床的危险。

Q **中风患者便秘时可以服用泻药吗?**

不建议患者随意使用泻药。便秘是中风患者最常见的并发症之一，患者由于中枢神经系统功能障碍、排便时间或活动受限制、长期卧床或活动减少，肠道功能紊乱导致便秘。建议家属从以下方面对患者进行护理：

➤ 帮助患者重建正常的排便习惯：帮助患者和家属正确认识维持正常排便习惯的意义，告知患者便秘时不可过度用力。指导患者选择适合自身的排便时间，早餐后是较为理想的排便时间，因为此时胃结肠反射最强。

➤ 合理安排膳食：多摄取可以促进排便的食物和饮料，如多食用新鲜的蔬菜、水果、粗粮、杂粮等高纤维食物；忌高脂肪、高热量食物；不宜采用油炸、煎炒、烧烤烹调；忌肥甘甜腻、过咸等刺激助火生痰之品；忌生、冷、辛辣刺激性食物；忌嗜烟、酗酒。平时鼓励患者多饮水，病情允许的前提下，建议每天液体的摄入量不要少于2 000毫升，保证足量地饮水，肠道获得了充足的水分可以利于肠内容物的通过，进而促进排便。

➤ 鼓励患者适当活动：病情稳定的患者按个人康复需要拟定规律的活动计划。卧床患者可进行床上活动或给予被动运动。

➤ 提供适当的排便环境：提供患者单独私密的排便环境。

➤ 选取适宜的排便姿势：床上使用便盆时，最好采取坐姿或摇高床头，利用重力作用增加腹内压促进排便。

➤ 腹部环形按摩：用手自右下腹起顺时针位置向左环形按摩，有助于促进肠蠕动，帮助排便。

➤ 听从医生的建议，必要的时候给予口服通便药物或简易通便剂，如开塞露，或者口服中药制剂，也可适量使用温开水或中药汤剂灌肠，但要注意观察患者的大便次数、性状、量，以通便为度，不可过泻，出现腹泻时要及时停药。

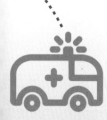

Q 中风患者吞咽困难有什么训练方法?

如果患者进食饮水呛咳明显，却仍坚持从口腔进食，那么食物残渣和唾液等易吸入气管，导致吸入性肺炎，肺部反复感染，有的患者甚至由此导致窒息死亡，因此对于进食呛咳严重的患者还是建议留置胃管，通过有效的鼻饲还能保证足够的能量摄入。此外，许多患者及家属担心，一旦插了胃管就要留置终身了，其实并非如此，随着患者逐渐的康复，有相当一部分患者最终能拔除胃管，自主进食。

下面也推荐一些在家里可以完成的简单吞咽康复措施：

➤ 体位：患者进食时尽量选择半卧位或坐位，使头颈部转向一侧，避免呛咳；或者推荐患者采用躯干后倾，轻度颈部屈曲的体位进食；对于存在肢体偏瘫的患者，应采取健侧肢体在下的卧位，使颈部稍前屈，这样容易形成咽反射，减少误食。

➤ 食物：选用带有味道的糊状食物，如酸奶、芝麻糊等，对存在吞咽障碍的患者来说，既能相对保证安全，又能有效地刺激吞咽反射。

➤ 训练：

● 两次吞咽：吞咽困难的患者由于口腔肌肉活动不协调及吞咽反射减退，可能会出现咽喉部食物残留的情况，因此在患者自觉咽下食物后，需要再进行一次吞咽，尽量减少食物误入气道的可能。

● 头面及舌肌运动的训练：通过鼓腮、露齿、伸舌、皱眉、闭眼、微笑等表情动作训练，改善有关肌肉的紧张性，促进主动收缩功能的恢复，尤其是要注意咀嚼肌的肌力和肌张力的训练。

● 练习声带内收：患者双手压在桌子上的同时训练大声发"啊"音，这是随意的闭合声带，可以训练防止误咽。

● 练习声门上吞咽的训练：让患者充分吸气、憋气，进行咽下运动，其后呼气，最后咳嗽等一连串训练。

这些训练建议首先在康复治疗师的指导下进行，家属和患者一起学习，缓慢训练，切记注意安全。

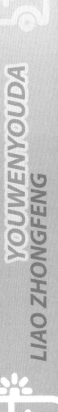

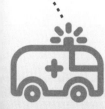

小场景

入院第五天

高大爷今天看到旁边床位的老先生在服中药，他也希望能够通过中药治疗快点恢复，于是就问医生是不是可以服中药缩短病程。

中医学博大精深，早在两千多年前古代文献中就有关于中风的记载，所以说中风是一个非常古老的病种。针对高大爷的病情是否可以通过口服中药来治疗呢？当然可以。对于中风的患者，无论是缺血性还是出血性中风，病情稳定的基础上均可采用中医中药治疗来帮助其中风的恢复。中医治疗是根据患者的症情结合舌苔、脉象，辨证论治来开具适合患者的中药处方，相对于西医治疗来讲，其优点就是更贴合每个患者的具体情况，因人而异，一人一方，更有针对性；相对不足的是中医药治疗是一个慢性调理的过程，治病求本相对来说效果会来的比较缓慢，自行煎煮汤药可能会没有那么方便，而且大多口感欠佳，所以是否服用中药，有时候还要取决于患者自身的主观能动性、配合度及对中药的耐受程度。随着大家对中医中药的认可，市面上也相继出现了不少治疗中风的中成药，中成药与汤药相比，服用起来比较方便，但大家也要学会鉴别，不能盲目跟风，邻居、亲戚、朋友说哪个药好也跟着一起服用，这是极其不科学的行为。而且市面上的中成药种类繁多，作用也各不相同，服用之前需要在正规医院门诊开具，按照专业医生的建议服用，以免适得其反。

除此之外，中药熏洗也是中风患者不错的选择。中药熏洗是中风后常用的中医外治法之一，熏洗方主要以活血化瘀、舒筋活络的中药组成，可以疏通人体经络气血，改善循环。脑梗死导致的偏侧肢体不利等，从中医角度来讲，主要是因为气机不利，瘀血、痰湿等阻滞经脉，血液流通不畅，不能濡养四肢，从而出现肢体活动不利或者麻木等不适。中药熏洗方，也就是所说的中药泡脚，一方面热气能够舒张毛孔和血管，促进血液循环；另一方面，熏洗方中的中药成分可以舒筋活络。二者共同作用，对中风后遗症状的恢复具有一定的作用。还可以配合针灸治疗，多管齐下，共奏其效。

除了上述中医治疗中风的方法，近年来也有许多人对膏方甚是推崇。一般来讲，膏方用药大多以补为主，可起到扶正御邪、提高抵抗疾病的作用，具有"补虚强身、病后防复"的效果。对于中风患者来说，可能更适合恢复期甚至后遗症期的患者，因为中医讲"久病必虚"，中风患者病后日久，气虚络瘀或气阴两虚也是临床上常见的中医证型。因此中风患者如果想要服用膏方一定要到正规的医院，在专业医生辨证论治的基础上开具膏方，通过调整人体气血阴阳，以期达到预防中风再次发生的目的。同时，膏方也能在一定程度上起到改善肢体障碍和语言障碍等后遗症的作用。但是由于每个人具体情况不同，是否适合服用膏方或者什么时候开始服用膏方，均需专业医生望闻问切后方可决定，切不可盲目调补。

Q 中风患者的针灸治疗有什么方案？

针灸治疗也是中医治疗中风的重要手段之一，它包括体针、头皮针、耳针、舌针、手针以及穴位注射和艾灸等治疗手段。谈针灸必定离不开经络，中医认为经络是运行气血、联系脏腑和体表及全身各部的通道，是人体功能的调控系统。而经络上遍布穴

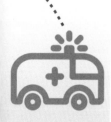

位，人体穴位繁多，针灸手法复杂，专业技术性强，但凡针灸治疗都是由专业的针灸医生根据患者病情辨证和辨病相结合来取穴进行操作。下面针对高大爷目前的病情，简单介绍一下针灸治疗。

像高大爷这种中风后遗留一侧肢体偏瘫的情况，最常用的就是体针。体针治疗主要适用于中风恢复期。肢体瘫痪者，发病3个月以内的中风患者，以取健侧穴位为主，主要用泻法；3～6个月的中风患者，健侧与患侧同时取穴，健侧用泻法，患侧多用补法；6个月以上的中风患者，也就是中风后遗症的患者，以取患侧穴位为主，就是哪边偏瘫治疗哪边，不需要特别的补泻手法，平补平泻为主。对于中风后出现的口眼歪斜、言语障碍等，针灸科医生会根据每个患者病情的不同，辨证取穴，促进功能的恢复。

头皮针也是比较多见的一种针灸治疗手段，适用于中风各期。中风后肢体偏瘫、言语不利、口眼歪斜、头晕头痛、视觉障碍甚至大小便失禁均可使用头皮针来治疗。耳针、舌针、手针一般应用相对较少。

除此之外，穴位注射也可应用于中风患者的治疗。穴位注射适用于中风恢复期和后遗症期。一般局部消毒以后，选取适当的穴位，将中药提取制剂注入穴位中，每个穴位注射量为0.1～1毫升，中风后偏瘫常取合谷、足三里、上巨虚、昆仑、太冲等穴位。

艾灸也可应用于中风的治疗。中风发作期阳气虚脱者，可用艾灸隔姜灸关元、气海，由于目前的医疗环境，这种方法可能应用不多；但对于缺血性中风引起的肢体偏瘫，在恢复期可以用温和灸灸百会、神庭等，或用艾柱灸关元、风市、肩井、合谷等；中风后言语不利，可灸天窗、通里。但这些操作均需要由专业医生操作，患者或家属切不可自行施灸，以免出现烫伤或其他意外。

小场景

担心脑出血

旁边床位的老先生今天出院了，下午又进来个老伯伯，据说是脑出血了，家里人说去年这位老伯伯得了脑梗死，一直在服用脑梗死的药，这次却脑出血了，怀疑是脑梗死的药服多了，听到这里高大爷害怕得不得了，生怕自己也脑出血，赶紧叫来了医生咨询。

Q 服用脑梗死的药物会引起脑出血？

高大爷担心的这个问题，临床上也确实存在。急性脑梗死后发生的颅内出血，出血灶既可以在梗死灶内，也可以在梗死灶外，专业用语称为"脑梗死后出血转化"。脑梗死后出血转化，常见于脑栓塞，心源性栓子脱落导致脑梗死，堵塞血管再通后血管壁脆弱易破，当血液重新涌入时易发生梗死区出血；大面积动脉粥样硬化性脑梗死也容易发生出血。但一般来说，梗死区内小范围性出血，只要不是活动性出血，仍可酌情使用抗血小板聚集药物。不能看到以前有过脑出血的患者这次脑梗死了就抗拒使用抗血小板药物，规范的脑卒中二级预防一定是在严格控制基础疾病的基础上，在无明显出血倾向的情况下，长期服用抗血小板药物及他汀类药物调脂固斑，积极预防脑血管疾病的再次发

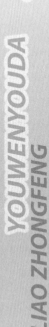

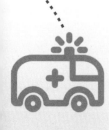

生。因为脑缺血导致的脑损伤是不可逆的，就好比把大脑比喻成一块田地，脑细胞就好像田地里的禾苗，脑梗死的发生就好比浇水的沟渠狭窄或者堵塞了，导致田地里的禾苗不能得到灌溉，长时间缺水禾苗就会干涸枯死，如果发现及时，对狭窄或者堵塞的沟渠进行再通，禾苗在枯死之前得到灌溉还能活过来，如果沟渠堵塞的时间太久，禾苗已经枯死了就不可能再复活。所以，已经坏死的脑细胞目前无法救活，能救活的是这些坏死脑细胞周围即将坏死的脑细胞。虽然坏死的部分不能救活，但其遗留的功能障碍可以通过药物干预、积极地康复治疗等措施使功能得到部分恢复，努力实现生活自理。这也是治疗脑血管病的目的之一，除此之外，脑血管病的治疗很大程度上也是为了预防中风的再次发生。不用太过担忧脑梗死药物用多了会脑出血的问题，只要严格控制基础疾病，定期门诊复查随访，严格控制血压、血糖，监测凝血功能等指标，会尽量将出血风险规避到最小。

小场景

入院第六天

今日查房，医生说高大爷目前的病情还算平稳，可以准备出院了，高大爷有点不愉快了，心想："什么叫平稳，我还瘫痪在床，不能走路，这就叫稳定了？"

随着疾病谱的变化，我们面对的疾病以慢性病为主，这类疾病的特点是可以控制但不易被治愈，所以慢性病患者住院的目标往往不是治愈，而是稳定疾病的病情。中风也是一种慢性病，从发病当天起到 7～10 天内属于急性期，也是常说的危险期。一般来说，中风发病后的 1 周内危险性较大，特别是第 1～3 天，有可能病情会发生进行性加重，所以这段时间建议患者住院治疗，住院的目标主要有以下几方面：

首先是为了明确诊断和评估。患者从急诊或门诊收治入院后，住院部的医生首先会完善对患者的病史询问，了解患者既往已经存在的疾病，尤其是与中风关系密切的疾病，如高血压、糖尿病、血脂异常、房颤等，以及患者对这些疾病的控制程度、用药情况是否规律规范；了解患者有无烟酒等不良的生活习惯或嗜好；了解相关的家族史、遗传史；评估患者入院后病情的严重程度以及患者的全身情况，有无并发症等。随后将对患者开展全面的辅助检查，包括血糖、血脂、肝肾功能、同型半胱氨酸等生化检查，心电图、颈动脉和椎动脉超声、经颅多普勒超声等。头颅 CT 和 MRI 的检查尤为重要，可以帮助医生进一步明确中风的具体部位、体积和大小等，医生在获取

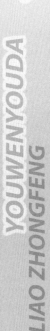

YOUWENYOUDA
LIAO ZHONGFENG

127

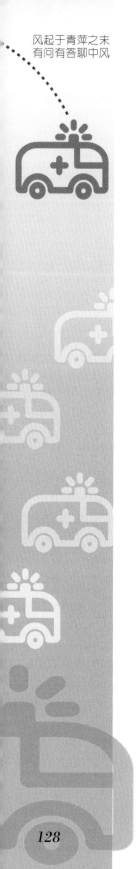

辅助检查报告的基础上，综合以上情况，将为患者总结和评估中风的危险因素，并且针对这些危险因素提出今后的二级预防方案。

其次是为了密切观察患者的病情变化，进行系统的、多学科合作的急性期治疗，包括药物、康复、针灸、推拿、心理疏导等。处于急性期的患者，病情容易发生变化，常会伴有脑水肿、颅内压增高、脑出血、癫痫、消化道出血、肺炎、电解质紊乱等并发症，有时甚至会出现生命体征不平稳，这些都是患者在住院期间需要积极监护和治疗的。

再者待患者病情稳定后，医生将结合其病情，提出长期的治疗方案。那么中风稳定是什么概念呢？一般认为是指患者生命体征平稳、原发病、基础疾病、合并症、并发症的病情无变化，尤其是神经功能缺损的症状不再加重或逐渐改善。这个标准也是医生判断患者是否可以出院的一个指征。

小场景

出院医嘱

医生建议高大爷服用抗凝药物来预防再次中风，高大爷这次很认真地问医生，"出院后我到底该服哪些药？"（不知不觉中，高大爷的语言已经不再那么含糊了，而且越来越清晰了。）

针对高大爷的高血压、高血脂、高血糖、房颤等疾病，降压药、降糖药、降脂药、抗凝药均是必须要服用的，下面简单介绍下高大爷需要服用哪些药：

首先，降压药是必须要服用的。对于先前有脑卒中史或短暂性脑缺血发作病史的患者实施降压治疗，可以减少脑卒中再发的风险并可降低发生痴呆与认知障碍的危险。积极控制高血压，在患者可耐受的情况下，血压应该严格降至收缩压＜ 140 毫米汞柱且舒张压＜ 90 毫米汞柱。

其次，他汀类药物也是要服用的。血脂升高，尤其是胆固醇中的低密度脂蛋白升高是脑梗死发生以及再发的主要危险因素之一，将其控制在一定的标准之内是预防脑梗死再发的关键。目前大量研究证实，他汀类药物可以有效降低低密度脂蛋白胆固醇水平，减少脑血管疾病的发生。急性脑梗死的患者，就算血脂在正常范围，也是推荐口服他汀类药物的。因为他汀类药物除了调节血脂，还具抗动脉粥样硬化、稳定斑块的作用。所谓的血脂正常是对于普通人群而言，对于脑血管病高风险的人群来说，血脂控制在更低一点的水平对预防再发更有利。只是在服用他汀类药物的过程中要定期监测血脂、肝功能及肌酶，如出现血脂过低、肝

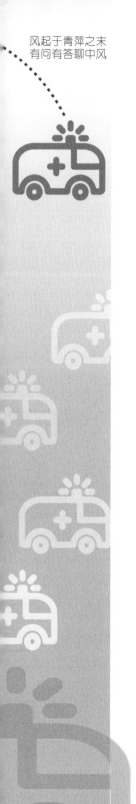

功能异常或肌酶升高，要到正规医院就诊听从医生的指导意见。

然后是降糖药。糖尿病是缺血性脑卒中的独立危险因素之一，脑卒中的病情轻重和预后与糖尿病患者的血糖水平以及病情控制程度有关，因此应重视对糖尿病的预防和控制。建议空腹血糖应低于7毫摩尔/升，空腹血糖控制在4～6毫摩尔/升更为理想，餐后2小时的血糖水平应该不超过11.1毫摩尔/升，餐后2小时的血糖控制在7～9毫摩尔/升更为理想。必要时可通过控制饮食、口服降糖药物或注射胰岛素控制血糖。已经明确诊断的糖尿病患者，控制饮食的同时要规律服用降糖药物，不可自己凭感觉自行增加或减少药量，要按专业医生的医嘱来用药，同时警惕低血糖的发生。

抗凝药物。高大爷的中风是房颤诱发的心源性栓塞引起的，因此需要抗凝治疗。可以继续服用华法林治疗，同时需要监测凝血功能，根据患者的 INR 水平由专业医生调整用量，华法林的目标剂量是维持 INR 在 2.0～3.0 之间。新型的口服抗凝剂可以作为华法林的替代药物，如达比加群、利伐沙班、阿派沙班、依度沙班等，选择何种药物要考虑个体化因素。

高大爷还合并了高同型半胱氨酸血症，可适当服用叶酸片和维生素 B_6、B_{12} 来降低血浆的同型半胱氨酸水平，减少再次发生中风的可能性。

小场景

入院第七天

　　高大爷今天的心情不错，医生通知他明天可以出院，出院前高大爷还是有点不放心，在医生查房的时候高大爷问医生"我出院后该如何继续康复？"

　　出院后要按照住院期间康复医生的指导，在家属的帮助下一同进行康复治疗，训练应循序渐进，基本程序如下：

➤ 正确的卧位姿势：患侧卧位、健侧卧位、仰卧位交替，时间不宜过长。

➤ 床上坐位：首先保持躯干直立，可在身后垫大枕垫，防止躯干后仰，髋关节屈曲90°，双上肢置于移动小桌上，肘及前臂下方可以垫软枕，防止肘部受压。

➤ 维持关节活动度的训练：按照康复师之前的指导来做。一般每天做两次，每次10～20分钟，各关节及各方位运动2～3次。

➤ 正确的椅子及轮椅上的坐姿：与卧床相比，坐位更有利于躯干的伸展，可以达到促进身体及精神状态改善的作用。因此在身体条件允许的前提下，应尽早离床，采取坐位。但是要保持正确的坐姿，家属发现不良坐姿时要及时纠正。

➤ 由于患者长期卧床，所以刚开始练习坐位时，可能会引起体位性低血压，出现头晕。为了防止血压骤降引起的头晕，家属可以先抬高床头30°，以后逐渐增加坡度，并延长抬高的时间。当患者适应坐位时，应鼓励其坐着进行洗脸、刷牙、吃

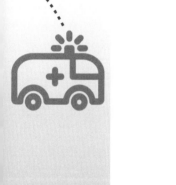

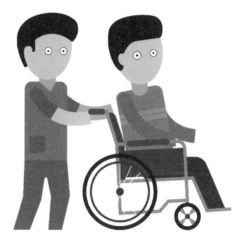

图 21　轮椅坐姿

饭等基本生活训练。随后，可由家属扶着站在床边，站立时间从数秒开始至数分钟甚至更久。继而可用手扶着床沿，锻炼下肢的肌力和肌肉的平衡动作。刚开始应让患者将全身的重量放在健康一侧，以后慢慢移动偏瘫一侧，瘫痪的手在站立和坐位时需要保护，可悬吊在胸前，以防止手指肿胀及肩关节下垂或脱臼。

➢ 除此之外，中风后说话含糊不清，可以通过反复训练和刺激来改善患者的言语功能。家属要鼓励患者多说，像小儿学语一样，不要嫌麻烦，纠正患者发音并多多发表赞美之词，使患者增强信心；对于患者来说，不要觉得难为情，要勇于开口，由易到难，从词句、短句到长句，循序渐进。每日坚持锻炼，定会不断进步。

必须要提出的是，有些功能障碍是要遗留很长时间的，甚至终身遗留。并且中风患者的心理问题比较突出，心理问题对患者的功能恢复非常不利，一定要引起高度重视，积极治疗。患者最终要回归家庭，因此家庭成员对患者恢复起非常重要的作用，应该让家庭成员充分了解患者的情况，包括功能障碍、心理问题，以便能相互适应，还应掌握一定的康复手段，为患者进行必要的康复训练。

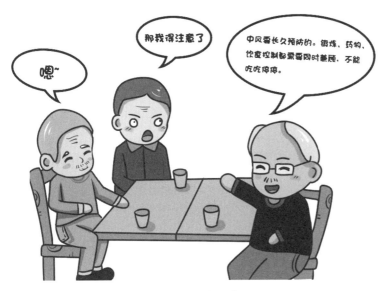

图 22　融乐一家

总之，中风患者在家进行自我锻炼的过程中要尽量做到：

➤ 坚持不懈，持之以恒，尽量坚持每天锻炼不少于 1 次；

➤ 循序渐进，在身体条件允许的情况下逐渐提高运动的难度和强度，切不可急功近利，超负荷增加运动量；

➤ 根据自身病情和身体状况选择适合自己的锻炼方式和运动量；

➤ 劳逸结合，锻炼后要注意休息；

➤ 注意安全，防止意外。

这是一个发生在我们身边的典型中风患者身上的真实故事。

其实中风并不可怕，可防、可控、可治。"风起于青萍之末，浪成于微澜之间"，希望大家从平时的点点滴滴做起，未病先防，既病防变！

预防中风，大家一起携手同行。

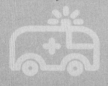

风起于青萍之末
有问有答聊中风

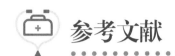

参考文献

1. 中华医学会神经病学分会，中华医学会神经病学分会脑血管病学组．中国急性缺血性脑卒中诊治指南［J］．中华神经科杂志，2018，51（9）：666-682．

2. 中华医学会神经病学分会，中华医学会神经病学分会脑血管病学组．中国脑血管病一级预防指南［J］．中华神经科杂志，2015，48（8）：629-643．

3. 中华医学会神经病学分会，中华医学会神经病学分会脑血管病学组．中国急性缺血性脑卒中诊治指南［J］．中华神经科杂志，2015，48（4）：246-257．

4. 中华医学会神经病学分会脑血管病学组．中国缺血性脑卒中和短暂性脑缺血发作二级预防指南［J］．中华神经科杂志，2015，48（4）：258-273．

5. 中国卒中学会科学声明专家组．急性缺血性卒中静脉溶栓中国卒中学会科学声明［J］．中国卒中杂志，2017，12（3）：267-284．

6. 中国高血压防治指南修订委员会．中国高血压防治指南［J］．中华心血管病杂志，2011，39（7）：579-616．

7. 中国成人血脂异常防治指南制订联合委员会．中国成人血脂异常防治指南［J］．中华心血管病杂志，2007，35（5）：390-427．

8. 周自强，胡大一，陈捷，等．中国心房颤动现状的流行病学研究［J］．中华内科杂志，2004，43（7）：491-494．

9. 黄从新，张澍，黄德嘉，等．心房颤动：目前的认识和治疗的建议［J］．中国心脏起搏与心电生理杂志，2018，32（4）：315-368．

10. 赵连成，武阳丰，周北凡，等．体质指数与冠心病、脑卒中发病的前瞻性研究［J］．中华心血管病杂志，2002，30（7）：430-433．

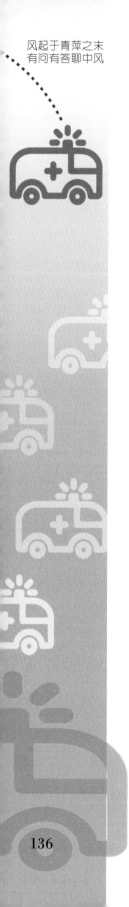

11. 孙静，常红，乔雨晨，等．长期服用阿司匹林的脑卒中患者再次复发的影响因素分析［J］．护理实践与研究，2019，16（3）：18-20.

12. 李艳．优质护理对脑梗死患者心理状态及护理满意度的影响［J］．河南医学研究，2018，27（23）：4388-4389.

13. 徐金瑞．脑中风患者的康复中医护理［J］．世界最新医学信息文摘，2018，18（93）：237.

14. 曹丽萍．针灸治疗中风病后遗症的研究进展［J］．按摩与康复医学，2018，9（22）：91-93.

15. 王凤，邬海鹏．脑梗死患者的中医辨证施护［J］．新疆中医药，2018，36（5）：56-59.

16. 江利敏，杨佳蕾，李小刚．正常范围同型半胱氨酸不同水平与复发性脑梗死的相关性研究［J］．中国卒中杂志，2018，13（10）：1035-1038.

17. 王亚丽，郑佳，郑黎强．缺血性脑卒中代谢组学的研究进展［J］．中风与神经疾病杂志，2018，35（9）：863-864.

18. 林华英．心理护理对急性缺血性脑卒中病人神经功能恢复的影响研究［J］．实用临床护理学电子杂志，2018，3（33）：75，81.

19. 张玉花．康复训练护理对脑梗塞患者偏瘫肢体恢复的作用探讨［J］．中西医结合心血管病电子杂志，2018，6（19）：137.

20. 缑丽霞，汪莹．高纤膳食联合肠道康复护理对卒中后便秘的防治效果［J］．西部中医药，2018，31（6）：123-124.

21. 陈福庆．中药熏洗刮痧联合补阳还五汤治疗脑梗塞恢复期35例临床观察［J］．云南中医中药杂志，2018，39（4）：60-61.

22. 罗祖明，曾虹，周东，等．青川黑木耳治疗动脉硬化性脑梗塞患者的临床疗效观察［J］．华西药学杂志，1991（4）：210-214.

23. 卓玲．新型口服抗凝药在心房颤动卒中预防中的研究进展［J］．心血管病学进展，2017，38（4）：391-395.

24. 罗心平．4大主要原因让阿司匹林失效［J］．大众医学，2010（3）：78.

25. 程蕾蕾．服华法林需"用心"［J］．大众医学，2017（6）：76.

26. 王陇德．健康生活让你远离卒中［N］．健康报，2018-11-17（004）．

27. 贾建平，陈生弟．神经病学（第7版）［M］．北京：人民卫生出版社，2013.

28. 吕传真．神经病学（第3版）［M］．上海：上海科学技术出版社，2015.

29. 张伯臾．中医内科学［M］．上海：上海科学技术出版社，1985.

30. 张伯礼，吴勉华．中医内科学［M］．北京：中国中医药出版社，2017.

31. 中华医学会神经病学分会．中国脑血管病诊治指南与共识［M］．北京：人民卫生出版社，2016.

32. 老龄人口健康问题编写组．中老年常见疾病预防及对策［M］．北京：中国人口出版社，2008.

33. 邬时民，詹青．老年人合理用药知识120问［M］．上海：华东理工大学出版社，2014.

34. 崔义祥．脑卒中的康复与防控［M］．北京：科学普及出版社，2013.

35. 王茂斌．卒中后走起来脑卒中康复及家庭护理［M］．北京：中国科学技术出版社，2012.

36. 冯亚青，刘桂芳．脑血管病［M］．石家庄：河北科学技术出版社，2004.

37. 韩梅，姜松．心血管病患者药物治疗须知［M］．北京：人民军医出版社，2014.

38. 王启民，朱鹏立．脑卒中自我调控300问［M］．北京：人民军医出版社，2014.

39. 周宏珍，周君桂．脑卒中健康管理［M］．北京：军事医学科学出版社，2015.

40. 徐军．中风患者家庭康复［M］．北京：金盾出版社，2002.

41. 王渝云，王桂云．护理学基础［M］．北京：中医古籍出版社，2009.

42. 何淑艳，庞姝弘．缺血性中风的现代治疗［M］．哈尔滨：黑龙江科学技术出版社，2005.

43. Wang W, Jiang B, Sun H, et al. Prevalence, incidence, and mortality of stroke in China: results from a nationwide population-based survey of 480 687 adults［J］. Circulation, 2017, 135(8): 759–771.

44. Chobanian AV, Bakris GL, Black HR, et al. The seventh report of the Joint National Committee on prevention, detection, evaluation, and treatment of high blood pressure: the JNC 7 report［J］. JAMA, 2003, 289(19): 2560–2572.

45. Rodriguez BL, D'Agostino R, Abbott RD, et al. Risk of hospitalized stroke in men enrolled in the Honolulu Heart Program and the Framingham Study: A comparison of incidence and risk factor effects［J］. Stroke, 2002, 33(1): 230–236.

46. Feigin V, Parag V, Lawes CM, et al. Smoking and elevated blood pressure are the most important risk factors for subarachnoid hemorrhage in the Asia-Pacific region: an overview of 26 cohorts involving 306, 620 participants［J］. Stroke, 2005, 36(7): 1360–1365.

47. Wolf PA, Abbott RD, Kannel WB. Atrial fibrillation as an independent risk factor for stroke: the Framingham Study［J］. Stroke, 1991, 22(8):

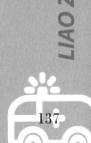

983–988.

48. Zhang X, Patel A, Horibe H, et al. Cholesterol, coronary heart disease, and stroke in the Asia Pacific region［J］. Int J Epidemiol, 2003, 32(4): 563–572.

49. Freiberg JJ, Tybjaerg-Hansen A, Jensen JS, el al. Nonfasting triglycerides and risk of ischemic stroke in the general population［J］. JAMA, 2008, 300(18): 2142–2152.

50. He K, Song Y, Daviglus ML, et al. Fish consumption and incidence of stroke: a meta-analysis of cohort studies. Stroke, 2004, 35(7): 1538–1542.

51. Wendel-Vos GC, Schuit AJ, Feskens EJ, et al. Physical activity and stroke. A meta-analysis of observational data［J］. Int J Epidemiol, 2004, 33(4): 787–798.

52. Lee CD, Folsom AR, Blair SN. Physical activity and stroke risk: a meta-analysis［J］. Stroke, 2003, 34(10): 2475–2481.

53. Eckel RH, Jakicic JM, Ard JD, et al. 3 AHA/ACC guideline on lifestyle management to reduce cardiovascular risk: a report of the American College of Cardiology/American Heart Association Task Force on Practice Guidelines［J］. Circulation, 2014, 129(25 Suppl 2): S76–99.

54. Bazzano LA, Gu D, Reynolds K, et al. Alcohol consumption and risk for stroke among Chinese men［J］. Ann Neurol, 2007, 62(6): 569–578.

55. Rantakömi SH, Laukkanen JA, Sivenius J, et al. Alcohol consumption and the risk of stroke among hypertensive and overweight men［J］. J Neurol, 2013, 260(2): 534–539.

56. Kodama S, Saito K, Tanaka S, et al. Alcohol consumption and risk of atrial fibrillation: a meta-analysis［J］. J Am Coll Cardiol, 2011, 57(4): 427–436.

57. Christie IC, Price J, Edwards L, et al. Alcohol consumption and cerebral blood flow among older adults. Alcohol, 2008, 42(4): 269–275.

58. Das RR, Seshadri S, Beiser AS, et al. Prevalence and correlates of silent cerebral infarcts in the Framingham offspring study［J］. Stroke, 2008, 39(11): 2929–2935.

59. Lonn E, Yusuf S, Arnold MJ, et al. Homocysteine lowering with folic acid and B vitamins in vascular disease［J］. N Engl J Med, 2006, 354(15): 1567–1577.

60. Emberson J, Lees KR, Lyden P, et al. Effect of treatment delay, age, and stroke severity on the effects of intravenous thrombolysis with alteplase for acute ischaemic stroke: a meta-analysis of individual patient data from randomised trials［J］. Lancet, 2014, 384(9958): 1929–1935.

61. Lees KR, Bluhmki E, von Kummer R, et al. Time to treatment with

intravenous alteplase and outcome in stroke: an updated pooled analysis of ECASS, ATLANTIS, NINDS, and EPITHET trials ［J］. Lancet, 2010, 375(9727): 1695–1703.

62. Stroke Unit Trialists' Collaboration. Organised inpatient (stroke unit) care for stroke ［J］. Cochrane Database Syst Rev, 2013(9): CD000197.

63. Estruch R, Corella D, Covas MI, et al. Primary prevention of cardiovascular disease with a Mediterranean diet. N Engl J Med, 2013, 368(14): 1279–1290.

64. Matz K, Keresztes K, Tatschl C, et al. Disorders of glucose metabolism in acute stroke patients: an underrecognized problem ［J］. Diabetes Care, 2006, 29(4): 792–797.

65. Ivey FM, Ryan AS, Hafer-Macko CE, et al. High prevalence of abnormal glucose metabolism and poor sensitivity of fasting plasma glucose in the chronic phase of stroke ［J］. Cerebrovasc Dis, 2006, 22(5–6): 368–371.

66. Jia Q, Zhao X, Wang C, et al. Diabetes and poor outcomes within 6 months after acute ischemic stroke: the China National Stroke Registry ［J］. Stroke, 2011, 42(10): 2758–2762.

图书在版编目(CIP)数据

风起于青萍之末 有问有答聊中风/陆征宇主编.—上海:上海科学普及出版社,2019
ISBN 978-7-5427-7558-0

Ⅰ.①风… Ⅱ.①陆… Ⅲ.①中风-防治-问题解答
Ⅳ.①R743.3-44

中国版本图书馆CIP数据核字(2019)第154714号

策划统筹 蒋惠雍
责任编辑 陈星星
装帧设计 赵 斌
图片设计 沈文波

风起于青萍之末 有问有答聊中风

陆征宇 主编

上海科学普及出版社出版发行

(上海中山北路832号 邮政编码200070)

http://www.pspsh.com

各地新华书店经销 上海盛通时代印刷有限公司印刷
开本 710×1000 1/16 印张 9.5 字数 140 000
2019年10月第1版 2019年10月第1次印刷

ISBN 978-7-5427-7558-0

定价:39.00元

本书如有缺页、错装或坏损等严重质量问题
请向工厂联系调换

联系电话:021-37910000